中医历代名家学术研究丛书

主编 潘桂娟

Academic Research Series of Famous
Doctors of Traditional Chinese
Medicine through the Ages

"十三五"国家重点图书出版规划项目

陆翔 王旭光 万四妹 编著

吴 崑

U0335836

中国中医药出版社
·北 京·

图书在版编目（CIP）数据

中医历代名家学术研究丛书 . 吴崑 / 潘桂娟主编；陆翔，王旭光，万四妹编著 . —北京：中国中医药出版社，2017.9

ISBN 978 – 7 – 5132 – 4340 – 7

Ⅰ . ①中… Ⅱ . ①潘… ②陆… ③王… ④万… Ⅲ . ①吴崑（1551 ~ 1620）—人物研究 Ⅳ . ① K826.2

中国版本图书馆 CIP 数据核字（2017）第 166296 号

中国中医药出版社出版

北京市朝阳区北三环东路 28 号易亨大厦 16 层

邮政编码 100013

传真 010 64405750

河北新华第二印刷有限责任公司印刷

各地新华书店经销

开本 880×1230 1/32 印张 5 字数 128 千字

2017 年 9 月第 1 版 2017 年 9 月第 1 次印刷

书号 ISBN 978 – 7 – 5132 – 4340 – 7

定价 42.00 元

网址 www.cptcm.com

社 长 热 线 010–64405720

购 书 热 线 010–89535836

侵 权 打 假 010–64405753

微信服务号 zgzyycbs

微商城网址 https://kdt.im/LIdUGr

官 方 微 博 http://e.weibo.com/cptcm

天猫旗舰店网址 https://zgzyycbs.tmall.com

如有印装质量问题请与本社出版部联系（010 64405510）

项目来源及国家重点图书出版计划

2005 年度国家"973"计划课题"中医理论体系框架结构与内涵研究"（编号：2005CB532503）

2009 年度科技部基础性工作专项重点项目"中医药古籍与方志的文献整理"（编号：2009FY120300）子课题"古代医家学术思想与诊疗经验研究"

2013 年度国家"973"计划项目"中医理论体系框架结构研究"（编号：2013CB532000）

国家中医药管理局重点研究室"中医理论体系结构与内涵研究室"建设规划

"十三五"国家重点图书、音像、电子出版物出版规划（医药卫生）

前言

中医理论肇始于《黄帝内经》《难经》，本草学探源于《神农本草经》，辨证论治及方剂学发轫于《伤寒杂病论》。在此基础上，历代医家结合自身的思考与实践，提出独具特色的真知灼见，不断革故鼎新，充实完善，使得中医药学具有系统的知识体系结构、丰富的原创理论内涵、显著的临床诊治疗效、深邃的中国哲学背景和特有的话语表达方式。历代医家本身就是"活"的学术载体，他们刻意研精，探微索隐，华叶递荣，日新其用。因此，中医药学发展的历史进程，始终呈现出一派继承不泥古、发扬不离宗的繁荣景象。

中国中医科学院中医基础理论研究所，自 2008 年起相继依托 2005 年度国家"973"计划课题"中医学理论体系框架结构与内涵研究"、2009 年度科技部基础性工作专项重点项目"中医药古籍与方志的文献整理"子课题"古代医家学术思想与诊疗经验研究"、2013 年度国家"973"计划项目"中医理论体系框架结构研究"，以及国家中医药管理局重点研究室"中医理论体系结构与内涵研究室"建设规划，联合北京中医药大学等 16 所高等院校及科研和医疗机构的专家、学者，选取历代具有代表性或学术特色突出的医家，系统地阐释与解析其代表性学术思想和诊疗经验，旨在发掘与传承、丰富与完善中医理论体系，为提升中医师理论水平和临床实践能力和水平提供参考和借鉴。本套丛书即是此系列研究阶段性成果总结而成。

综观历史，凡能称之为"大医"者，大都博览群书，学问淹博赅洽，集百家之言，成一家之长。因此，我们以每位医家独立成书，尽可能尊重原著，进行总结、提炼和阐发。此外，本丛书的另一个特点是，将医家特色学术观点与临床实践相印证，尽可能选择一些典型医案，用以说明理论的实践价值，便于临床施用。本丛书现已列入《"十三五"国家重点图书、音像、电子出版物出版规划》中的"医药卫生"重点图书出版计划，并将于"十三五"期间完成此项出版计划，拟收载历代102名中医名家，总字数约1600万。

丛书各分册作者，有中医基础学科和临床学科的资深专家、国家及行业重点学科带头人，也有中青年教师、科研人员和临床医师中的学术骨干，分别来自全国高等中医院校、科研机构和临床单位。从学科分布来看，涉及中医基础理论、中医各家学说、中医医史文献、中医经典及中医临床基础、中医临床各学科。全体作者以对中医药事业的拳拳之心，共同努力和无私奉献，历经数年成就了这份艰巨的工作，以实际行动切实履行了传承、运用、发展中医药学术的重大使命。

在完成上述科研项目及丛书撰写、统稿与审订的过程中，研究团队暨编委会和审订委员会全体成员，精益求精之心始终如一。在上述科研项目负责人、丛书总主编、中国中医科学院中医基础理论研究所潘桂娟研究员主持下，由常务副主编张宇鹏副研究员、陈曦副研究员及各分题负责人——翟双庆教授、刘桂荣教授、郑洪新教授、邢玉瑞教授、钱会南教授、马淑然教授、文颖娟教授、陆翔教授、杨卫彬研究员、崔为教授、柳亚平副教授、江泳副教授、王静波博士等，以及医史文献专家张效霞副教授，分别承担或参与了团队的组织和协调，课题任务书和丛书编写体例的起草、修订和具体组织实施，各单位课题研究任务的落实和分册文稿编写和审订等工作。编委会还多次组织工作会议和继续教育项目培训，组织审订委员会专家复审和修订；最终由总主编逐册复审、修订、统稿并组织作者再次修订各分册文稿。自2015年6月开始，编委会将丛书各分册文稿陆续提交中国中医药出版社，拟于2019年12月之前按计划完成本套丛书的出版。

2016年3月，国家中医药管理局颁布了《关于加强中医理论传承创新的若干意见》，指出"加强对传承脉络清晰、理论特色鲜明的古代医家的学术思想研究，深入研究中医对生命、健康与疾病认知理论，系统总结中医养生保健、防病治病理论精华，提升中医理论指导临床实践和产品研发的能力，切实传承中医生命观、健康观、疾病观和预防治疗观"。上述项目研究及丛书的编写，是研究团队对国家层面"加强中医理论传承与创新"号召的积极响应，体现了当代中医学人敢于担当的勇气和矢志不渝的追求！通过此项全国协作的系统工程，凝聚了中医医史、文献、理论、临床研究的专门人才，培育了一支专业化的学术队伍。

在此衷心感谢中国中医科学院及其所属中医基础理论

研究所、中医药信息研究所、研究生院，以及北京中医药大学、陕西中医药大学、山东中医药大学、云南中医学院、安徽中医药大学、辽宁中医药大学、浙江中医药大学、成都中医药大学、湖南中医药大学、长春中医药大学、黑龙江中医药大学、南京中医药大学、河北中医学院、贵阳中医药大学、中日友好医院等16家科研、教学、医疗单位，对此项工作的大力支持！衷心感谢中国中医药出版社有关领导及华中健编审、伊丽萦博士及全体编校人员对丛书编写及出版的大力支持！

本丛书即将付梓之际，百余名作者感慨万千！希望广大读者透过本丛书，能够概要纵览中医药学术发展之历史脉络，撷取中医理论之精华，传承千载临床之经验，为中医药学术的振兴和人类卫生保健事业做出应有的贡献！

由于种种原因，书中难免有疏漏之处，敬请读者不吝批评指正，以促进本丛书不断修订和完善，共同推进中医药学术的继承与发扬！

《中医历代名家学术研究丛书》编委会

2016年9月

凡
例

一、本套丛书选取的医家，均为历代具有代表性或特色学术思想与临床经验的名家，包括汉代至晋唐医家 6 名、宋金元医家 18 名、明代医家 25 名、清代医家 46 名、民国医家 7 名，总计 102 名。每位医家独立成册，旨在对医家学术思想与诊疗经验等内容进行较为详尽的总结阐发，并进行精要论述。

二、丛书的编写，本着历史、文献、理论研究有机结合的原则，全面解读、系统梳理和深入研究医家原著，适当参考古今有关该医家的各类文献资料，对医家学术思想和诊疗经验，加以发掘、梳理、提炼、升华、概括，将其中具有理论意义、实践价值的独特内容阐发出来。

三、丛书在总体框架上，要求结构合理、层次清晰；在内容阐述上，要求概念正确、表述规范，持论公允、论证充分，观点明确、言之有据；在分册体量上，鉴于每个医家的具体情况不同，总体要求控制在 10 万～20 万字。

四、丛书每一分册的正文结构，分为"生平概述""著作简介""学术思想""临证经验"与"后世影响"五个独立的内容范畴。各分册将拟论述的内容按照逻辑与次序，分门别类地纳入以上五个内容范畴之中。

五、"生平概述"部分，主要包括医家姓名字号、生卒年代、籍贯等基本信息，时代背景、从医经历以及相关问题的考辨等。

六、"著作简介"部分，逐一介绍医家的著作名称（包括现存、已经亡佚又经后人辑复的著作）、卷数、成书年代、主要内容、学术价值等。

七、"学术思想"部分，分为"学术渊源"与"学术特色"两部分进行论述。前者重在阐述医家之家传、师承、私淑（中医经典或前代医家思想对其影响）关系，重点发掘医家学术思想的历史传承与学术渊源；后者主要从独特的学术见解、学术成就、学术特点等方面，总结医家的主要学术思想特色。

八、"临证经验"部分，重点考察和论述医家学术著作中的医案、医论、医话，并有选择地收集历代杂文笔记、地方志等材料，从中提炼整理医家临床诊疗的思路与特色，发掘、总结其独到的诊治方法。此外，还根据医家不同情况，以适当方式选录部分反映医家学术思想与临证特色的医案。

九、"后世影响"部分，主要包括"学术影响与历代评价""学派传承（学术传承）""后世发挥"和"国外流传"等内容。其中，对医家的总体评价，重视和体现学术界共识和主流观点，在此基础上，有理有据地阐明新见解。

十、附以"参考文献"，标示引用著作名称及版本。同时，分册编写过程中涉及的期刊与学位论文，以及未经引用但能体现一定研究水准的期刊与学位论文也一并列出，以充分体现对该医家研究的整体状况。

十一、附以丛书全部医家名录，依照年代时间先后排列，以便查检。

十二、丛书正文标点符号使用，依据《中华人民共和国国家标准标点符号用法》（GB/T 15834-2011）。医家原书中出现的俗字、异体字等一律改为简化正体字，个别不能对应简化字的繁体字酌予保留。

《中医历代名家学术研究丛书》编委会

2016年9月

内容提要

　　吴崑，字山甫，号鹤皋山人，又称"参黄子"；生于明嘉靖三十年（1551），卒年不详；安徽歙县人，明代著名医家；著有《医方考》《脉语》《素问吴注》《针方六集》等。吴崑的方论专著《医方考》，在后世产生了深远的影响；吴崑还仿照朱熹《四书集注》体例风格校注《素问》，在文字、词语、章旨等方面颇有建树，在医经校注方面具有一定的影响；在针灸学方面，吴崑认为针药同理，提倡"八穴八法"和"五门之法"的应用，完善针刺补泻观念和针刺手法。《医方考》《脉语》和《素问吴注》曾传入日本和朝鲜并经多次重刻。本书内容包括吴崑的生平概述、著作简介、学术思想、后世影响等。

吴崑，字山甫，号鹤皋山人，又称"参黄子"；生于明嘉靖三十年（1551），卒年不详；安徽歙县人，明代著名医家。在方剂学方面，吴崑撰成第一部方论性专著——《医方考》。其在书中对500余首方剂进行了逐一解释，开全面注解方药之先河，对后世编撰诸如《医方集解》《成方切用》《古今名医方论》等方论性方书，产生了直接的影响。在《内经》研究方面，吴崑依据宋代林亿等在王冰《次注黄帝内经素问》基础上新校注的《重广补注黄帝内经素问》，结合自己对《内经》的理解和临床经验，重新对《素问》进行了全文注释，包括注音、释词、释句，并校勘二百多处，多有充分依据。该书是继林亿《重广补注黄帝内经素问》之后影响较大的《素问》注本之一。在针灸学方面，吴崑认为针药同理，提倡"八穴八法"和"五门之法"的应用，完善针刺补泻观念和针刺手法。吴崑晚年所著《针方六集》，于针灸学术多有建树。《医方考》《脉语》和《素问吴注》曾传入日本和朝鲜，被翻刻、重抄得以流传至今，具有一定的学术影响。

现代以来，有关吴崑学术研究的论文，经中国知网（CNKI）检索，有期刊论文14篇，学位论文1篇。其内容主要涉及以下几个方面：其一，针对《医方考》进行的全面研究，其中以首载方的考证研究，及其版本源流研究为主；其二，针对《素问吴注》校注特色及其成就与影响的研究；其三，基于《针方六集》探讨其针灸学术特色。目前，尚无系统研究吴崑学术思想的著作。

本书是在对吴崑的相关文献和资料进行搜集、解读、阐释、评议的基础上，对其生平、代表著作、学术成就以及后世影响等方面进行全面系统的整理与研究而形成的。结合已有的研究进展和结果，将吴崑的生平事迹、著作内容及版本源流，进行了全面的梳理；对吴崑的从医经历和社会关系做了深入的考证，并在既往基础上有新的进展；全面总结出《医方考》在几个方面存在的问题与不足；通过比较与考证，整理出该书首载方的名称和数量；将吴崑在《素问吴注》一书中的研究成果，进行了比较系统、全面的整理和总结，首次发现吴崑撰著该书，全面借鉴了朱熹《四书集注》的校勘、注解路数。此外，本书还介绍了吴崑著作在海外的流传情况及后人的评价等内容。

本书所依据的吴崑著作版本：郭珺双主编，中国中医药出版社1999年出版的《吴崑医学全书》。凡引述医家著作内容者，均出自该书，文中不标注。本书涉及的其他著作，也尽量选择底本较好的影印本，或经名家整理出版的排印本。期刊文章选择已公开发表的论文。书后参考文献总目，列出与此次研究相关的书籍文献版本以及论文题录。

艾青华、张星星同学，在本书的编撰与资料收集方面提供了大量的帮助，在此一并表示感谢。

衷心感谢参考文献的作者以及支持本项研究的各位同仁！

安徽中医药大学　陆翔　王旭光　万四妹

2015年6月

目录

生平概述   001

一、时代背景   002

　（一）社会背景   002

　（二）医学背景   009

二、生平纪略   010

　（一）名、字、号   010

　（二）生年与卒年   011

　（三）里籍考证   011

　（四）师友门人及其他关系人   012

三、从医经历   019

著作简介   029

一、《医方考》   030

二、《脉语》   030

三、《素问吴注》   031

四、《针方六集》   032

学术思想   033

一、学术渊源   034

　（一）拜师学艺，广交同道   034

　（二）引经据理，阐释方义   034

　（三）援儒入医，校注经典   035

　（四）引经据典，重辑针经   036

二、学术特色   037

（一）方剂学成就 037

（二）注释《素问》的成就 075

（三）针灸学研究成就 088

后世影响 117
一、历代评价 118
（一）后人对吴崑的评价 118
（二）后世对吴崑著作评价 118
二、学派传承 120
三、后世发挥 120
（一）对《素问吴注》的发挥 120
（二）对《医方考》的发挥 131
四、国外流传 133
（一）传入日本的吴崑医籍 133
（二）传入朝鲜的吴崑医籍 135

参考文献 137

吴崑

生平概述

吴崑,字山甫,号鹤皋山人,又称"参黄子";生于明嘉靖三十年
(1551),卒年不详。有观点认为其卒于明万历四十八年(1620),有待进一
步考证。安徽歙县人。祖父吴正伦,是明隆庆至万历年间的名医。伯父吴
元昌、父亲吴文韬是当地士绅。吴崑青少年时受家学影响,攻举子业,熟
读儒书。25岁时弃举子业,专攻岐黄术,拜当地名医余午亭为师。终成明
代中医史上有影响的医家。吴崑著有《医方考》《脉语》《黄帝内经素问吴
注》《针方六集》《药纂》《十三科证治》《参黄论》《砭焫考》等著作。在方
剂学方面,吴崑撰成第一部方论性专著——《医方考》。其在书中对500余
首方剂进行了逐一解释,开全面注解方药之先河。在《内经》研究方面,
吴崑依据宋代林亿等对王冰《次注黄帝内经素问》进行重新校注的《重广
补注黄帝内经素问》,结合自己对《内经》的理解和临床经验,重新对《素
问》进行了全文注释,包括注音、释词、释句,并校勘二百多处,多有充
分依据。该书是继林亿"新校正"之后影响较大的《素问》注本之一。在
针灸学术研究方面,吴崑晚年所著《针方六集》,于针灸学术多有建树。吴
崑的著作传入日本与朝鲜,被翻刻、重抄得以流传至今,具有一定的学术
影响。

一、时代背景 🕊

(一)社会背景

吴崑出生与生活的地域,为安徽西南崇山峻岭之地的徽州。这里山多
地少,原本文化不发达,自东晋至南宋有3次中原士族为了躲避战火或政

治迫害而迁徙于此，带来了中原的先进文化和观念。历史上，徽州新安地域少有受到战火的影响，使得该地域成为了能够保留中国封建社会历史的"档案馆"，大量的封建社会制度得以延续，文化印记得以较为完整地保留下来。所形成的徽学成为当今三大显学之一，被当今社会学者关注。徽州地区文化教育的繁荣与昌盛，促成了曾经引导中国文化思想的宋明理学的诞生，徽州也被称为"东南邹鲁"之地。随着北宋政府的南迁，将中原的文化带到江南，徽州凭借新安江的水运优势，与当时的临安（杭州），在经济、文化等诸多方面有了较为密切的接触，推动了徽州文化、经济的发展，为后来明清时期的繁荣与发展奠定了基础。至明清时期，随着文化的普及，徽商的形成与发展，促进了当地儒医队伍的形成。道地药材的丰富以及药材贸易的繁荣，成为了当地商业贸易的重要收入来源。这些因素均直接或间接地促使新安医学成为中医发展史上具有独特地域特色的医学流派。

1. 稳定的政治环境

徽州地处皖南山区，位于我国东南一隅，历史上不是战略要地，很少受战火的影响。唐代宗永泰元年（765），歙县方清率领饥民起义，攻克歙州，杀掉刺史庞浚；永泰二年（766），宣州旌德县王万发动起义，攻打绩溪县；宋徽宗宣和二年（1120）秋，歙人方腊在浙江淳安漆园誓师，发动起义，攻下杭州、歙州等6州52县，第二年因起义军战斗失利，战败被俘，于宣和三年（1121）秋就义于开封，余部转战浙江省的温州、台州等地，到宣和四年（1122）夏秋间失败；元末时，朱元璋部将邓愈于元至正十七年（1357）七月领兵至徽州，与元朝官兵激战于此；明嘉靖三十四年（1555），日本倭寇由浙江入歙窜犯；清顺治三年（1645）秋，前明朝御史金声（休宁县人）和江天一（歙县人）起兵抗清，地点多在宁国、宣城等地，后来固守绩溪，终被清军战败。以上仅是6次小规模的战乱，对徽州并没有大的影响。自唐初至近代，一千三百二十多年中，新安地区受战争破坏严重的只有2次。一次是元顺帝至正十二年（1352），长江中上游红巾军首领徐寿辉的部将项普略率起义军攻打徽州，州城屡得屡失，城乡人民惨遭锋刃，公私房舍破坏严重；另一次是太平天国末期的战争，从1853年至1864年，在徽州地区与清军相持了十年之久，是徽州历史上时间最长，破坏最为严重的一场战争。但徽州地区总体上，还是偏安一隅，人民安居乐业，因而有利于促进经济的繁荣和文化的发展。在吴崑所处的明代中期，更是没有受到社会动荡的影响，稳定的社会环境，为其提供可持续的学术发展的环境。

2. 繁荣的经济基础

徽州处于万山丛中，山多田少，土地瘠薄，人口稠密，交通闭塞，农民多种地于山坡，大雨则山洪暴发，水土流失，稍旱则寡泽苗枯，农家事倍功半，粮食不能自给，虽然盛产木、竹、茶叶等土特产，但也必须依赖市场的调节，经过商品流通，换取粮食，以谋求生存。"穷则思变"，他们为了谋生，不得不寻求出路，从事商业活动，则成为新安人谋生的必然趋势。曾经流传着这样一首诗"前世不修，生在徽州；十三四岁，往外一丢。"即是当时徽州人无奈选择的真实写照。据学者考证，徽商萌芽于东晋、六朝，成长于唐代，鼎盛于明清。因为东晋、六朝，均建都于建康（南京），中原大批人士南迁，促进江、浙、皖一些城市的经济繁荣，徽商因此应运而生。唐代徽商将茶叶运销各地，进一步沟通城乡贸易，歙县茶商毕氏，从唐代至宋元，数世经商致富。晚唐以后，徽墨、歙砚等"文房四宝"驰誉全国，进一步促进了徽商的发展。南宋定都临安（杭州），徽州与杭州山水相依，又有新安江航运之利，更加促进了徽州商业的繁荣。迨至明成化年间（1465～1487），由于盐务政策的改变，由原来纳粮入边（西北边疆地区），以凭据到盐场换盐出售，改为就地纳粮换盐，万历时又改为就地纳银换盐的政策，使一些资本雄厚的徽商，以盐业为中心，称雄于我国商界，一跃成为盐商巨富。民国《歙县志》载："田少民稠，商贾居十之七。"民间有"无徽不商"的说法。那时徽州商业，以典、盐、茶、木为最著，而以盐商致富者最为突出。随着徽商经济的发展，其活动范围日益广泛，大多集中于沿江区域的淮、浙、楚、汉之间，而且扩展到滇、黔、闽、粤、秦、燕、晋、豫等地，而有"无徽不成镇"之称，与当时的山西晋商并称为"两大帮"，几乎操纵着全国的经济。明清时代，两淮盐业八"总商"，徽商占居6家。那时盐业集中于淮扬，致富较易，故多以此起家。据光绪《两淮盐法志》列传记载：从明嘉靖到清乾隆200多年间，移居扬州的客商（主要是盐商）共80名，其中徽人占60名，山西、陕西各10名，由此可见徽商之盛。

徽州商业的繁荣，为徽州文化的发展奠定了经济基础。同时徽州商人散布全国各地，既利于促进文化的交流，也利于促进医学的交流。如汪机在《针灸问对》一书的自序中曾载有歙县、休宁商人，从苏州凌汉章、六合李千户学针灸之事。歙县南园、西园喉科世医，就是郑于丰、郑于蕃兄弟二人，于康熙间经商江西南丰，从闽人黄明生先生学习而来，成为新安喉科的名医世家。徽州商人到处设有会馆，便利徽人往来住宿，许多新安医家游历全国各地，求师访友，撰写著作，出版医籍，都得到徽商的热情资助。

3. 浓郁的文化氛围

据民国《歙县志·风土》载：新安"尚武之风，显于梁陈，右文之习，振于唐宋"。弘治《徽州府志》载：唐宋以来，郡邑始设学校，文学遂兴。南唐李后主时（960～975），徽墨、歙砚驰名于世，使新安文化进入发展时期。从宋至清代则进入鼎盛时期。因而英才辈出，成为文化之邦，而有"东南邹鲁"之称。

徽州文化发达的因素，主要有以下5个方面。一是，东晋、南北朝、南唐和南宋初年，中原士族 3 次大规模南迁，由于新安社会安定，很多大姓望族，先后迁入新安。中山大学叶显恩教授从明代《新安名族志》中统计，当时新安共有 60 多个名族，其中在上述 3 次大迁入徽的大姓望族有 49 个（《徽州学丛刊》总第一辑 46 页）。不仅使新安人口大量增加，改变了新安的人口结构，而且带来了中原文化，促进了新安文化的发展。其二，随着徽商经济的繁荣，由物质文明走向精神文明。一些大的商人"贾而好儒"，他们"盛馆舍，招宾客，修饰文彩"，并在乡里"扩祠宇，置义田，敬宗睦族，收恤贫乏"。如《安徽通志稿》载：清乾隆时，歙县大盐商程晋芳，祖营盐业，寓居扬州，为两淮之巨商，他酷爱文学，购书五万卷，交接四方文人学士，共同讨论，对诗文、经星、地志、尔雅、方言等无所不涉。乾隆二十八年（1763），皇帝南巡，程晋芳召试第一名，1771 年考中进士，诏赐内阁中书，授吏部主事，参加编修《四库全书》。还著有《周易知旨编》《尚书今文释》《左传翼疏》《礼记集释》《勉行斋文集》《勉行堂诗集》《蕺园集》《金台杂诗》等书，从一个大商人成为一个文学家。其三，北宋初期，由于社会比较安定，农业很快恢复发展，手工业也有了很大发展，为振兴文教创造了有利条件。其四，唐宋以来，政府开始重视文教，设官主管教育工作，据弘治《徽州府志·郡邑官属》载：以唐书考之，歙为上州，设文学、助教各 1 人。县设经学博士和助教各 1 人。宋代徽州学官设教授和紫阳书院山长各 1 人。元明清时，徽州府设儒家教授 1 人，训导 4 人，紫阳书院山长 1 人。县设儒学教谕 1 人，训导 2 人。有些知府、知县，重视振兴文教、创建学会，亲自讲学，劝勉学生上进，因而有利于推进文教事业的发展。其五，徽州人多地少，商贾居十之七。从事商业，离不开文化，一些徽商富户也多成为书香门第，同时也使一部分人走以儒入仕的道路，文学的发达，又带来了科学、艺术的繁荣，形成文风昌盛，人文荟萃的大好局面。

徽州学校之创设，始于元代。据弘治《徽州府志·学校》载：那时州学设于城（歙县）东北隅，各邑始皆设立儒学，文学开始兴盛。北宋仁宗时（1023～1063），州学学生有200人以上。尤以明清时代，学校林立、文社成群，明洪武八年（1375），六县乡村社学共有394所。弘治年间（1483～1505），府县儒学、书院、谈经阁、藏书阁、御书楼、书塾、书堂等文化单位有32个，乡村社学有462所，如明代歙人汪道昆倡丰干社，还有斗山、玉山、玉泉等文社均设讲师讲学。清代曹恒占倡"钓台诗社"，教授储兆丰集师儒于敬业斋，为"盍簪社"，歙西的向杲、牌边等地还创建文会，因而使徽州文化出现了飞跃发展的大好局面。明清两代，徽人著述的经史子集等共有2486部。歙县一邑就有举人1532人，进士539人，并有"兄弟丞相""父子尚书""连科三殿撰""十里四翰林""同科十进士"之誉。

徽州文化的发展，涌现出不少著名的学者。徽州，也是宋代程朱理学的渊源地。程朱理学是中国思想史上具有重要影响的学派，其代表人物程颢、程颐与朱熹的祖籍，被新安理学家们认定在徽州歙县篁墩村（今黄山市屯溪区屯光镇篁墩村），因而徽州被比称为孔孟故里，有"东南邹鲁"的美誉。程朱理学家们，在直接阐述自己的思想外，还常借注解经书以阐明自己的思想主张。如程颐的《伊川易传》，朱熹的《周易本义》，都是借注解《周易》来发表自己的学术思想，传播理学，并由此融合佛、道哲学，朱熹甚至主动"援佛入儒"，以此革新儒学，建构新的儒学体系。朱熹去世之后，南宋理宗皇帝追封朱熹为太师、徽国公，亲自为徽州的紫阳书院题写匾额。从元代开始，历代封建王朝竭力推崇理学，把朱熹的《四书集注》定为科举考试的依据。但理学家们也有不足之处，他们固然勇于怀疑，质疑圣人经典，大胆表达自己的思想，但却时常流于臆断。他们囿于所谓"义理"，往往断以己意，于是由疑经而至于改经、删经。如朱熹的三传弟子王柏作《诗疑》2卷，便主张删去《诗经》中所谓的"淫奔之诗"32篇。在徽州，程朱理学是此地的正统学术思想，并由此而形成了程朱理学的地域变体新安理学。新安理学由徽州籍理学家为主干组成，尊奉朱熹为开山宗师，以维护和发扬朱子学为基本宗旨。新安理学延续到元末及明初，当时的新安理学家朱升、郑玉、赵汸等人，在批评元代理学家墨守门户、死抱师门成说之弊的基础上，先后提出了求"本领"、求"真知"、求"实理"的新主张，并据此指导思想进行学术研究，形成了或"旁注诸经"，发明朱子之学；或"和会朱陆"，弘扬本门宗旨等不同学术风格，这是新安理学发展史上最富光彩的时期之一。但明代以八股文取士，应试者只读朱熹注释的《四书》，很少过问《五经》，其学问便越发狭隘和浅陋。明代中叶以后所出现的王阳明"心学"，大讲"致良知"和"知行合一"，更助长了明人不读书的习气。明代中后期的新安理学家，因受"心学"影响，阐释朱子之学不够尽心尽力，整个学派出现萎靡不振的衰落迹象。不过，在新安理学家学问普遍空疏的情况下，尚有头脑清醒的学者继续实践求"本领"、求"真知"、求"实理"的主张。如与徽州紧邻的旌德县人梅鷟，在明代中期撰《尚书考异》，精心考据《尚书》的流传历史，对孔壁古文及伪《古文尚书》表示怀疑，开古籍辨伪之先河，影响十分深远。明代有向朱元璋提出"高筑墙、广积粮、缓称王"三大决策的朱升，著名诗人、散文和戏剧作家汪道昆，大出版家吴勉学，珠算家程大位，以渐江为代表的新安画派；清代有以江永、戴东原为代表的乾嘉考据学派，数学家汪莱，还有创造我国第一台望远镜的物理学家郑复光，博学藏书家鲍廷博；近代有著名的教育家陶行知，著名画家黄宾虹等人。

南宋定都临安以后，杭州成为全国政治、经济、文化的中心，徽州与杭州毗连，又有新安江的有利条件，航运日兴，徽商日旺，进一步促进了新安经济的繁荣和文化的昌盛，也有利于促进新安医学的发展。

4. 丰富的药材资源

徽州山水幽奇，蕴藏着丰富的中药材资源。晋太原中，罗文炳自南昌赴歙，采药于黄山。《新唐书》也有徽州进贡黄连之记载。弘治《徽州府志》载：徽产药材 84 种。嘉靖年间，徽州进贡药材 748 斤，多产于祁门。万历间，九华山僧人九制黄精，是产自祁门的原料。康熙《祁门县志》载：全县产药 108 种。同治《祁门县志》载：共产药材 160 种，其中地道药材106 种。清末，祁门白术在南洋国际土产博览会上获质量优质奖，出口日本、马来西亚。1937 年《歙县志》载：全县产药 184 种。

丰富的中药材资源，为新安医学的发展创造了有利条件。而随着新安医学的发展，又推动了药材生产的发展。

（二）医学背景

吴崑的家乡徽州，是医学极为发达的地方，此地医家不仅精于临床疗病，而且精心撰成了许多传世的医学文献。如宋·张杲撰成《医说》，元·李仲南 [①] 撰成《永类钤方》，明·江瓘撰成《名医类案》，明·徐春甫撰成《古今医统大全》等。文献按照原创程度来分类，大致可分为 3 类，一是著作，二是编纂，三是抄录。上述文献，或为编纂性质，或为抄录性质，鲜有著作性质。到了明代后期，徽州的医家开始著作展示自己见解的医书。这种气象的出现，与朱熹及新安理学有着密切的关系。

吴崑所生活的明代中后期，虽然新安理学已经呈现衰落迹象，但由于医家所面对的都是实际的医学问题，因此十分注重求实，较多地接受了新安理学的积极内容，较少受到新安理学消极面的影响。吴崑同时代的徽州医家受新安理学积极面的影响，注重研究医家经典，善于独立思考，求本

---

① 有人主张李仲南为徽州黟县人，亦有人持否定态度。

领，求真知，求实理。约在1584年，孙一奎受朱熹"太极只是天地万物之理。在天地，统体一太极；在万物，万物各具一太极"[1]之说启发，精研医典，在《赤水玄珠全集》中阐述了具有创新意义的命门太极学说。如同理学家借注解儒家经典来阐述自己的学术主张一样，徽州的医家也往往借助全面注解医家经典，来阐述自己的医学主张。约在1589年，与吴崑同为歙县人的方有执撰成《伤寒论条辨》，提出伤寒错简重订之说。继方有执之后，吴崑于万历二十二年（1594），撰成《素问吴注》24卷，阐明了自己对《素问》的独特研究成果。虽然上述徽州的医家也受到道家、道教、佛教禅宗学说的影响[2]，但总体来说，主要还是受到新安理学的治学主张影响。正是由于新安理学的影响，才产生了上述包括《素问吴注》在内的一系列学术成就。

二、生平纪略

（一）名、字、号

吴崑的名、字、号，在文献中有确切记载。《医方考绳愆》附《脉语绳愆》卷首所载无名氏《鹤皋山人小传》[3]说："山人讳崑，字山甫，鹤皋其别号也。人以山人洞参黄帝之奥，又号山人为参黄子。"此外，吴崑在《针方六集·序》标题下自署"鹤皋山人"，在《脉语》自序末署"参黄子"，在《注黄帝内经素问·序》标题下自署"参黄生"。综合上述记载，可以肯定

---

① 黎德靖编纂的《朱子语类》卷第一作"太极只是天地万物之理。在天地言，则天地中有太极；在万物言，则万物中各有太极"，与孙一奎所述有所不同。

② 如孙一奎号生生子，吴崑号参黄子，均是受到道教思想影响的明证。

③ 《医籍考》卷四亦载此文，但传文标题作《鹤皋山人传》。

吴氏名崑，字山甫，号鹤皋，又号鹤皋山人、参黄子、参黄生。

（二）生年与卒年

关于吴崑的生年，他本人在万历十二年岁次甲申（1584）撰写的《医方考·自序》中说："余年十五志医术，逮今十有八稔。"由此可知，吴崑在1584年时为33岁。再由1584年上推33年，知吴崑出生于1551年，时为嘉靖三十年。又吴崑在万历四十六年（1618）撰写的《针方六集·序》中，称自己"今樗栎之年，六十有七"。由1618年上推67年，亦可证吴崑生于1551年 ①。吴崑的卒年，文献没有确切记载，笔者现今仅可以肯定他67岁撰述《针方六集序》时仍健在。时下不少人说吴崑卒于1620年，当是揣度之辞，并无确切证据。笔者认为吴崑生于1551年，至1618年时仍在世，确切卒年不详。

（三）里籍考证

关于吴崑的里籍，其本人在《医方考》自序末说是"古歙"，在《医方考》各卷下则标为"歙邑"。歙，指歙县。该县始置于秦，历史悠久，故有古歙之称。方时化在《医方考序》中又说："吴山甫以医鸣丰蹊之左。"丰蹊，今通称丰乐河。丰蹊之左，指丰乐河以北。丰乐河属新安江二级支流，发源于黄山南麓，至歙县汇入练江，全长70余公里，流域面积数百平方公里。丰乐河是古徽州境内的一条重要河流，两岸水光山色风景如画，村落时隐时现，许多名人就出生并成长在灵山秀水环绕间的一个个村落中，这其中便有坐落于丰乐河以北的吴崑一家世代居住的澄塘村。《鹤皋山人小传》记载："山人，余族父也，世为歙澄塘人。"澄塘，即澄塘村。澄塘之所以为村名，是因为村中的一口大水塘澄澈而透明。澄塘村历史悠久，建村

---

① 也有人主张"六十有七"为虚岁，因此推定吴崑生于1552年。

的时间甚至可以远溯至唐代。在明清两代、民国时期、1949 年 10 月以后至
1987 年 11 月，澄塘村均属歙县管辖。1987 年 11 月，黄山市徽州区建立，
澄塘村由歙县划属徽州区潜口镇澄塘行政村。根据上述资料，可以得出结
论：吴崑为明代徽州府歙县澄塘村人，此地现属安徽省黄山市徽州区潜口
镇澄塘村。

（四）师友门人及其他关系人

吴崑的老师为余午亭，吴崑曾向他学医 3 年，后在老师的勉励下到江
浙、湖北、河北一带学医。吴崑是余午亭的得意弟子。清代人王昄在他撰
写的《诸证析疑》序中说："吾乡有王道自命，正会群氏，成一家言，为海
内所称者，鹤皋吴氏，盖午亭先生之门人也，读者当自知其神明消息之所
自矣。"

目前已知名姓的吴崑友人有黄基等 38 人。这些友人有的出资帮助吴崑
刊刻医书，如蒋中彀出资帮助吴崑刊刻了《医方考》卷之二，汪杖出资帮
助吴崑刊刻了《医方考》卷之五，特别是程标更是出全资帮助吴崑刊刻了
《针方六集》；有的出力帮助吴崑校阅医书，如黄基校阅了亮明斋本《医方
考》卷之一，方可学校阅了《素问吴注》第二卷、第十二卷。从地域分布
来看吴崑的友人，多数可能分布在吴崑的家乡古徽州，如黄基等人，个别
是古徽州以外地方的人，如蒋中彀就是方外友人。从身份来看吴崑的友人，
有的是太医院的医生，如江子振；有的是太学生，如吴世和；有的是礼部
儒士，如方可学；有的是郡庠生，如吴自立；有的是邑庠生，如吴国士；
有的是儒生，如吴邦弼。

目前已知名姓的吴崑门人有 23 人。这些门人在跟随吴崑学医之余，还
帮助吴崑校阅医书、出资刻书。如方元振既帮助吴崑校阅《针方六集》，又
出资梓刻亮明斋本《医方考》卷之三；又如门人汪躍德既帮助吴崑校阅
《针方六集》，又出资梓刻《医方考》卷之四。大多数门人如方位中等，则

参与了校阅《针方六集》。

　　吴崑的其他关系人有4人：一是吴崑的从侄吴子湛，他出资助刻了《医方考》卷之六。二是吴崑的族子吴元立，他校阅了友益斋本《医方考》卷之二。三是吴崑的同乡方处厚，他校阅了友益斋本《医方考》卷之一。四是吴崑的同乡方处冲，他校阅了友益斋本《医方考》卷之三。

<h2 style="text-align:center">吴崑师友门人及其他关系人一览表</h2>

序号	姓名	与吴崑关系	出处	作用	备注
1	余午亭	老师	《脉语》序	指导吴崑学医	
2	黄 基	友人	《医方考》卷之一	校阅亮明斋本《医方考》卷之一	
3	蒋中毅	方外友	《医方考》卷之二	梓刻《医方考》卷之二	
4	汪 栻	弟子	《医方考》卷之五	梓刻《医方考》卷之五	
5	江子振	友人	《素问吴注》第一卷	参阅《素问吴注》第一卷	为太医院太医
6	方可学	友人	《素问吴注》第二卷	校阅《素问吴注》第二卷	为礼部儒士
			《素问吴注》第十二卷	校阅《素问吴注》第十二卷	
7	吴世和	友人	《素问吴注》第三卷	校阅《素问吴注》第三卷	为太学生
			《素问吴注》第十九卷	校阅《素问吴注》第十九卷	

序号	姓名	与吴崑关系	出处	作用	备注
8	郑德箴	友人	《素问吴注》第四卷	校阅《素问吴注》第四卷	为太学生
9	吴世绥	友人	《素问吴注》第五卷	校阅《素问吴注》第五卷	为太学生
10	吴自立	友人	《素问吴注》第六卷	校阅《素问吴注》第六卷	为郡庠生
11	吴自忠	友人	《素问吴注》第七卷	校阅《素问吴注》第七卷	为礼部儒士
12	吴国士	友人	《素问吴注》第八卷	校阅《素问吴注》第八卷	为邑庠生
13	龚 臣	友人	《素问吴注》第九卷	校阅《素问吴注》第九卷	为邑庠生
14	潘允生	友人	《素问吴注》第十卷	校阅《素问吴注》第十卷	为太学生
15	谢鸣皋	友人	《素问吴注》第十一卷	校阅《素问吴注》第十一卷	为太学生
16	吴国傊	友人	《素问吴注》第十三卷	校阅《素问吴注》第十三卷	为太学生
17	潘允升	友人	《素问吴注》第十四卷	校阅《素问吴注》第十四卷	为太学生
18	吴从志	友人	《素问吴注》第十五卷	校阅《素问吴注》第十五卷	为太学生
19	谢鸣玉	友人	《素问吴注》第十六卷	校阅《素问吴注》第十六卷	为庠生

续表

序号	姓名	与吴崑关系	出处	作用	备注
20	吴文湛	友人	《素问吴注》第十七卷	校阅《素问吴注》第十七卷	为居士,《素问吴注》卷首"校阅本书诸友名氏"作"儒生"。
21	吴邦弼	友人	《素问吴注》第十八卷	校阅《素问吴注》第十八卷	为儒生
			《素问吴注》第二十卷	校阅《素问吴注》第二十卷	
22	江应龙	友人	《素问吴注》第二十一卷	校阅《素问吴注》第二十一卷	为太学生
23	江起龙	友人	《素问吴注》第二十二卷	校阅《素问吴注》第二十二卷	为太学生
24	江复文	友人	《素问吴注》第二十三卷	校阅《素问吴注》第二十三卷	为儒生
25	江复亨	友人	《素问吴注》第二十四卷	校阅《素问吴注》第二十四卷	为儒生
26	程五典	友人	《针方六集》卷首	校阅《针方六集》	
27	程五章	友人	《针方六集》卷首	校阅《针方六集》	
28	程时耀	友人	《针方六集》卷首	校阅《针方六集》	
29	黄国学	友人	《针方六集》卷首	校阅《针方六集》	

序号	姓名	与吴崑关系	出处	作用	备注
30	程一阳	友人	《针方六集》卷首	校阅《针方六集》	
31	程 绶	友人	《针方六集》卷首	校阅《针方六集》	
32	程一新	友人	《针方六集》卷首	校阅《针方六集》	
33	程国英	友人	《针方六集》卷首	校阅《针方六集》	
34	吴 彰	友人	《针方六集》卷首	校阅《针方六集》	
35	程 照	友人	《针方六集》卷首	校阅《针方六集》	
36	汪 珊	友人	《针方六集》卷首	校阅《针方六集》	
37	汪士序	友人	《针方六集》卷首	校阅《针方六集》	
38	汪应昉	友人	《针方六集》卷首	校阅《针方六集》	
39	程 标	友人	《针方六集序》及书内各卷	出资刊刻《针方六集》	
40	方元振	弟子	《医方考》卷之三	梓刻亮明斋本《医方考》卷之三	
			《针方六集》卷首	校阅《针方六集》	

续表

序号	姓名	与吴崑关系	出处	作用	备注
41	汪躍德	门人	《医方考》卷之四	梓刻《医方考》卷之四	
			《针方六集》卷首	校阅《针方六集》	
42	方位中	门人	《针方六集》卷首	校阅《针方六集》	
43	吴方胤	门人	《针方六集》卷首	校阅《针方六集》	
44	方逢时	门人	《针方六集》卷首	校阅《针方六集》	
45	洪正立	门人	《针方六集》卷首	校阅《针方六集》	
46	张时惠	门人	《针方六集》卷首	校阅《针方六集》	
47	吴德谦	门人	《针方六集》卷首	校阅《针方六集》	
48	张尚训	门人	《针方六集》卷首	校阅《针方六集》	
49	程愿良	门人	《针方六集》卷首	校阅《针方六集》	
50	程靖国	门人	《针方六集》卷首	校阅《针方六集》	
51	吴象先	门人	《针方六集》卷首	校阅《针方六集》	

序号	姓名	与吴崑关系	出处	作用	备注
52	黄之祯	门人	《针方六集》卷首	校阅《针方六集》	
53	方维善	门人	《针方六集》卷首	校阅《针方六集》	
54	宋 锦	门人	《针方六集》卷首	校阅《针方六集》	
55	余应兆	门人	《针方六集》卷首	校阅《针方六集》	
56	殷宗仪	门人	《针方六集》卷首	校阅《针方六集》	
57	殷伯长	门人	《针方六集》卷首	校阅《针方六集》	
58	谢有贞	门人	《针方六集》卷首	校阅《针方六集》	
59	汪守任	门人	《针方六集》卷首	校阅《针方六集》	
60	方有道	门人	《针方六集》卷首	校阅《针方六集》	
61	朱之荣	门人	《针方六集》卷首	校阅《针方六集》	
62	叶应蕙	门人	《针方六集》卷首	校阅《针方六集》	
63	吴子湛	侄孙	《医方考》卷之六	梓刻《医方考》卷之六	

续表

序号	姓名	与吴崑关系	出处	作用	备注
64	吴元立	族子	《医方考》卷之二	校阅友益斋本《医方考》卷之二	
65	方处厚	同里	《医方考》卷之一	校阅友益斋本《医方考》卷之一	
66	方处冲	同里	《医方考》卷之三	校阅友益斋本《医方考》卷之三	

三、从医经历

　　吴崑所在的徽州，于明清两代名医辈出，他所生活的澄塘村更是代有名医，形成了澄塘吴氏医学世家。澄塘吴氏医学世家的创始人为吴正伦。吴正伦，字子叙，号春岩子，澄塘村人，明代嘉靖、隆庆年间在世。吴正伦的生平，主要见载于郑若庸《春岩子传》、洪琮《脉症治方》序、吴象先《刻脉症治方小言》、吴志持的《〈脉症治方〉跋》中。以上诸家之言略有出入，但不碍于借此了解吴正伦的生平。《春岩子传》即云："春岩子者，歙之澄塘人也。名正伦，字子叙。"洪琮《脉症治方序》曰："先生讳正伦，字子叙，别号春岩，今医家所传《养生类要》诸方，即其书与其人也。先生幼而失怙，家贫不能从师，童年畜鸡积卵以购书读。谓儒业必登第仕宦，而后能济生利物；不必登第仕宦，而可以济生利物，莫如医。于是弃儒业不事，专精医。壮岁游京师，值穆宗有贵妃善病，日就困，太医院屡药不效，诏求良医疗治之。春岩公以布衣应诏，为诊脉呈方，一药而愈。太医某者既愧其方不售，而又自耻居高位，布衣疏贱，一旦技出以上，且惧移主眷而夺其位，于是忌心炽、杀机兆矣。置毒卮中以饮，公相对尽欢。公归就枕，午夜忽大笑数声，时公有次子从公，闻其声，疑公喜其方速效，鸣得意也。平明启衾，僵卧物故。死时年仅四十。"洪琮完整地叙述了吴正伦治愈穆宗贵妃病患，不料为某太医嫉妒，遭此人以毒酒杀害的经过。吴正伦撰有《养生类要》《脉症治方》《虚车录》《活人心鉴》等医书。《养生类要》《脉症治方》今存，《虚车录》《活人心鉴》已佚。吴正伦殁后，他的后辈能承其学，读书知医，所撰医书亦流传至今。

吴崑与吴正伦为同村同族之人。吴正伦的玄孙吴楚，在他的《医验录初集》序言中称吴崑为"先叔祖"，有学者撰文考证此说不确。现今学者认为吴崑应是吴正伦的族孙，在世时间应当稍晚于吴正伦。吴崑祖父为元昌翁，父亲为文韬翁，两人"俱修德而隐者"。吴崑"幼英异，不伍凡儿。稍长，业进士，为文章，藻思横发"，大有科举及第之望，"顾数奇弗偶"。后因科举考试名落孙山，落榜后的吴崑，在设计人生时选择了从医。吴崑所在的徽州，医学极为发达，正如汪道昆在《医方考引》中所说："今人业医者，则吾郡良。吾郡贵医如贵儒，其良者率由儒徙业。"正因为古徽州有"贵医如贵儒"的风俗，更由于吴崑的长辈热爱医学，注意收藏医书，"家多方书，山人①遂进铅椠，事岐黄术"。

吴崑一贯喜爱医学。其在《脉语》自序中曾说："余幼慕是术，窃有惘焉。敬业之余，每以《素》《难》《灵枢》《脉经》《甲乙》及长沙、河间、东垣、丹溪之书间阅之。"又在《针方六集·序》中说："崑自束发修儒，游心《灵》《素》，诸砭焫针经，皆时讨究。"也就是说自很早开始，吴崑便对医学产生了浓厚的兴趣，即使是在热衷于科举仕进之时，也抽时间阅读了不少医学典籍。正是由于吴崑一直热爱医学，再加上家中藏有许多医学书

---

① 山人：即吴崑，系对吴崑的美称。

籍的便利条件，使得他在科举落榜后自然而然地选择了从医。

　　吴崑大约在其 15 岁左右开始立志学医。在其《医方考·自序》中，其说"余年十五志医术"。也就是说，他在 15 岁时，即 1566 年，就开始对医学有了浓厚的兴趣，立下了钻研医学的志向。吴崑在《注黄帝内经素问·序》中亦言"不肖束发修儒，无何徙业"，也可证明吴崑在攻读"四书"，揣摩八股时文的少年时代，就已经厌恶这些于济世无补之物，开始对医学产生了浓厚的兴趣。吴崑大约在 25 岁时，开始放弃举子业而专攻医学。其在《脉语》自序中说道："越十年，以举子业不售。里中长老谓余曰：古人不得志于时，多为医以济世，子盍事医乎，奚拘一经为也？余于是投举子笔，专岐黄业。"越十年，应是吴崑 15 岁开始钻研医学后的 10 年，此为万历四年（1576），当时吴崑 25 岁。此年，吴崑正式放弃了科举及第的念头，开始了自己拜师学医，以医为业的生涯。

　　吴崑 25 岁学医时所拜的第一位老师，是居住在离澄塘村不太远的医学名家余午亭。余午亭，名淙，字午亭，歙县余家山（今安徽省黄山市徽州区岩寺镇富山村余家山自然村）人，生于 1516 年，卒于 1601 年[①]，著有《诸证析疑》《余午亭医案》《脉要》等。吴崑在《脉语》自序中说自己决心"投举子笔，专岐黄业"后，"乃就邑中午亭余老师而养正焉。居三年，与师论疾，咸当师心。师勉余友天下士，嗣是由三吴循江浙，历荆襄，抵燕赵，就有道者师事之焉。或示余以天人贯通之道，或示余以医儒合一之理，或示余以圣贤之奥旨，或秘余以家世之心传"。此外，《鹤皋山人小传》《医方考·自序》《针方六集·序》中也有吴崑认真体味医学经典，探微索隐，虚心求教，转益多师的记载。《鹤皋山人小传》："（山人）尝曰：《素问》

---

　　① 余淙的生卒年从《钟灵毓秀徽州区·徽州人物》。

《灵枢》，医之典坟也；《难经》《甲乙》，医之《庸》《孟》也；张王刘李，医之濂洛关闽也。日夕取诸家言遍读之，不数稔，术精而售。初游宛陵[①]，后溯长江，历姑孰[②]，抵和阳[③]，所至声名籍籍，活人无论数计。"《医方考·自序》："游海内者数年，就有道者而赘谒之。"《针方六集·序》："盖未及壮年，负笈万里，虚衷北面，不减七十二师。"

万历十二年（1584），吴崑33岁，距离15岁立志学医已有18年，离正式拜师学医也有8年。在这18年间，他"惧辱医名，蚤夜遑遑，惟经论是搜，不敢自是"。吴崑对于医学有着强烈的敬畏之心，他唯恐有愧于自己的名声，因此一直刻苦钻研医学。他对于医学有着独特的体味。据《鹤皋山人小传》记载，吴崑"每诊疾，金曰易平，山人曰此在死例；金曰难痊，山人曰此可生也。卒不逾山人所云。故人咸谓山人殆非人，必从长桑公得者。山人治病，不胶陈迹，人以禁方授之，拒弗受。曰：以古方治今病，虽出入而通其权。不然，是以结绳治季世也，去治远矣"。从上述记载不难看出吴崑是一个既善于独立思考，又能灵活变通的人。关于吴崑的临床疗效，因为吴崑没有能为后人留下记载其诊疗经历的医案书籍等直接的依据文献，因此，我们只能从其留下的其他医籍中加以挖掘了。

1584年，是吴崑从医生涯的转折点。正是在这一年中，吴崑在临床诊病之余，完成了自己的医著《医方考》6卷。此后到去世时为止，吴崑一面诊病，一面大力著述，完成了多部医学著作。

目前所知吴崑完成的第一部医著应是《医方考》。吴崑在他的《医方考·自序》说到了自己的著述动机，其曰："见贱工什九，良工什一，不惟

---

① 宛陵：今安徽宣城。

② 姑孰：今安徽当涂。

③ 和阳：今安徽和县。

上古经论昧焉，虽中古之方，犹弗达也。弗明方之旨与方之证，及诸药升降浮沉、寒热温平、良毒之性，与夫宣、通、补、泻、轻、重、滑、涩、燥、湿，反正类从之理，而徒执方以疗病，恶能保其不殃人乎？乃为之恻恻，取古昔良医之方七百余首，撰之于经，酌以心见，订之于证，发其微义，编为六卷，题之端曰《医方考》。"1585 年，吴崐同乡汪道昆为《医方考》撰写了序言；1586 年，吴崐的同乡方时化、江东之亦分别为《医方考》作序。汪道昆，字伯玉，号太函，歙县千秋里人，生于 1526 年，卒于1593 年。嘉靖二十六年进士，明代著名文人，《明史·文苑传》载有他的传记，著文集《太函集》，凡 120 卷。江东之，字长信，歙县人，生于 1539年，卒于 1599 年。万历五年进士。万历二十四年（1596），以右金都御史巡抚贵州，著文集《瑞阳阿集》，凡 10 卷。方时化，字伯雨，歙县罗田人。为万历年间举人，理学家，主研《周易》，有数种著作传世，官至叙州府同知。上述三人所写的序言都肯定了吴崐以医济世，著书立说的功绩，汪道昆甚至希望吴崐医术日进，最终成为大医王。他说："嗟乎，不佞故以儒发家，以武徇国，是两者皆弁髦也，吾无所用之。……昔人有言曰：不为良相，则为良医。又曰：用药如将。吾观吾子之挟筴，则两者能矣，进于是则医王，吾且日望吾子之大也，勉之哉。"

1594 年，吴崐 43 岁，撰成《素问吴注》24 卷。此时，由于多年劳苦，"崐今四十以长，先半纪而见二毛"，但"不斑白，语道失"，头发斑白，恰是思维比较成熟，论道较少失误的时候，吴崐因此在诊病之余完成了《素问吴注》。是年，吴崐为《素问吴注》作序。他在该书的自序中记录了自己的著述动机。序中说："隋有全元起，唐有王冰，宋有林亿，尝崛起而训是经，是庶几昧爽之启明哉，待旦者较然睹矣，独其为象，小明则彰，大明则隐，谓之揭日月而行未也。"又曰："居常暑度有熊，日求其旨而讨论之，不揣管陋，释以一得之言，署名《素问吴注》。"万历三十七年（1609），张涛为《素问吴注》作序。张涛为湖北黄冈人，明万历年间曾为歙县知县。张涛以为吴崑虽然不是为《素问》作注的第一人，但功同朱熹注疏儒书："吴生盖尝业儒矣，儒者六籍，皆紫阳衷裁其注疏，读者尊注必系之紫阳。吴生取《素问》各注，一其指归，故曰吴注，见吴生有功于《素问》也。"

万历四十六年（1618），吴崑67岁，撰成《针方六集》6卷。是年，吴崑为《针方六集》作序。他在序言中谈到了自己学习针灸的经历和本书的刊刻经过："时以所授针方，对证施治，种种神验。然穷其所以神者，抵悟背驰，阻于顿悟。益之三十余年，觉以岁积，始破前迷。""岁丁巳海阳程处士标，病剧得起，进不肖为医林长，侧弁《六集》而左祖焉。复捐阿堵以鸠剞劂，义之纪也，惟是并序。"吴崑将自己学习探讨针灸30多年的心得，汇集成为《针方六集》一书。书成，需要资金刊刻，恰巧在万历四十五年丁巳（1617）时，吴崑治愈了休宁人程标的病患，程标因此推崇吴崑，于是捐资出版了《针方六集》。

吴崑的医书存于世者，还有《脉语》2卷。《脉语》的成书年代不详。吴崑在《脉语》自序述说了著书的动机："呜呼，一指之下，千万人命脉所关，医家于此而懵焉，是以人为试耳，世之疲癃残疾将安赖之？于是，以孤陋之闻集成语录二篇，以告同志，虽未敢以为可传，然杨园之道，倚于亩丘，是亦行远升高之一助云尔。"

吴崑所撰医书现存者为4种，不过文献记载吴崑所撰医书并非此数。据《鹤皋山人小传》记载，吴崑"所著《脉语》《十三科证治》《参黄论》《砭焫考》《医方考》《药纂》诸书，将次第行于世"。《鹤皋山人小传》的撰写时间与撰写人不详，但根据《医籍考》卷四所述，此传附载于《医方考》，因此《鹤皋山人小传》应当撰于《医方考》刊刻之前或刊刻之际。《鹤皋山人小传》所述吴崑的6种医书中，《医方考》与《脉语》2种在正式出版时仍然保留了原有的名称，那么其他4种医书的名称是否也一直未作改变呢？我们可以做些合理的推测:《鹤皋山人小传》提到的《参黄论》，很可能就是后来出版的《素问吴注》，是书初名《参黄论》，正式出版时更名为《素问吴注》;《砭焫考》很可能就是现存的《针方六集》，是书初名《砭焫考》，正式出版时更名为《针方六集》。如果如推测的情况，那么吴崑一生共撰述了 4 种医书，其中《医方考》《脉语》《素问吴注》(《参黄论》)《针方六集》(《砭焫考》) 4 种现存于世，《十三科证治》《药纂》2 种已经亡佚。

此外，《中国中医古籍总目》著录有《明堂图》4 幅，题元人滑寿撰，明人吴崑校，现存清乾隆四十七年壬寅（1782）吴郡魏玉麟抄本，收藏单位为中国国家图书馆。此书我们未见，目前无法加以评论。

吴崑年谱:

明嘉靖三十年（1551），吴崑出生于安徽歙县澄塘村。祖父吴正伦为名医，伯父吴元昌、父亲吴文韬，皆是当地的士绅。吴崑青少年时期，攻举子业，熟读四书五经。

嘉靖四十五年（1566），吴崑开始对医学感兴趣，并产生了医学的志向。是年 15 岁。

万历四年（1576），吴崑"投举子笔，专岐黄业"，拜同邑名医余午亭为师，尽得其传。是年 25 岁。

万历七年（1579），吴崑出师，其师勉其游学于天下。吴崑于是"游海内者数年，就有道者而赞谒之"，虚心好学，"负笈万里，虚衷北面，不减七十二师"。是年 28 岁。

万历十二年（1584），《医方考》《脉语》刊行。方元振、汪跃德、汪栻及其侄孙吴子湛从其学医。是年 33 岁。

万历二十二年（1594），《素问吴注》成书。是年 43 岁。

万历三十七年（1609），《素问吴注》刊行。是年 58 岁。

万历四十六年（1618），《针方六集》刊行。是年67岁。

吴崑卒年不详，有观点认为其卒于明万历四十八年（1620），有待进一步考证。

吴崑一生虚心好学，自其15岁开始涉猎医学，至67岁，先后撰著了《医方考》《素问吴注》《针方六集》等著作。在方剂学、医经和针灸学上成绩斐然，多有建树，对后世产生了积极的影响。其学术成就主要体现在以下几方面：

一是在方剂学方面，吴崑在万历十二年（1584）撰成第一部方论性的专著——《医方考》。该书收方广泛，包括上自战国秦汉《内经》《伤寒杂病论》之方，下及晋代《小品方》，唐代《备急千金要方》《外台秘要》，宋代《太平圣惠方》《太平惠民和剂局方》《南阳活人书》《圣济总录》《小儿药证直诀》《全生指迷方》《济生方》《本事方》《三因极一辨证方论》《杨氏家藏方》《妇人大全良方》，金元时期的《宣明论方》《保命集》《儒门事亲》《内外伤辨惑论》《脾胃论》《兰室秘藏》《卫生宝鉴》《丹溪心法》《丹溪心法附余》，明代的《摄生众妙方》《医学入门》《韩氏医通》等所载之方，总计540首方剂。对这些方剂的方义，有从"五行"释方的，有从"医经、药性、药味与五行"释方的，有从"药性、药味和标本理论"释方的，有从"君臣佐使与经络"释方的，有从经典理论阐释病因病机、治疗原则的，有考证归纳方剂药物功效的，等等不一而足。总之，是从多角度对所载方剂进行了逐一的释义。对后世如《医方集解》《成方切用》《古今名医方论》等方论性方书产生了直接的影响。书中还记载了先前医籍中没有著录的方剂91首，如"六味地黄丸加黄柏知母方""清气化痰丸""消风养血汤"等，经过后人的转载与沿用，成为现代中医临床上的经典之方。

二是在《内经》研究方面，吴崑依据宋代林亿等在王冰《次注黄帝内经素问》的基础上进行重新校注而形成的《重广补注黄帝内经素问》，结合自己对《内经》的理解和临床经验，重新对《素问》81篇进行了全文的校勘和注释，对书中的衍文、讹文、阙文、错简、篇名等进行了200余处的校勘，多有充分依据。对书名篇名、字音、词语、通假字、古今字、专用术语、句义、章旨等进行了注释。《素问吴注》还在编撰体例上仿照南宋大儒朱熹《四书集注》风格，在注解体例和风格上借鉴该书，注释详略得当，用语清晰简练，创见颇多，医理诠释贴切实用。其清新独特的注释风格，使得该书成为继北宋《重广补注黄帝内经素问》之后影响较大的《素问》注本之一，后世如张景岳、汪昂等均有采用《素问吴注》之语。

　　三是在针灸学研究方面，吴崑晚年时将毕生在针灸方面的研究心得，结合历代典籍论述与医家歌赋，写成《针方六集》。其在书中，将北宋窦默的《标幽赋》中的93条纳入其卷二，命名为"开蒙集"，以作"童蒙之心启"。并逐条进行了训解，以使条文之义易于理解。吴崑还对《标幽赋》中的"八法"名称及内涵进行了阐发，归纳了"八法"的主治证候。吴崑根据《内经》《难经》的五输理论，将脏腑辨证与经络辨证有机结合，演绎成五脏六腑十二经脉的五输主病，即按五脏六腑十二经脉分别取五输穴的五门主治说。吴崑从"针药无二致""针药有气味和浮沉相同之理""针药正治同理""针药因病而用""针药各有长短优劣""针药作用相符、治同"以及"针药医理相通"等几个方面阐述针药同理并无二致的主张。对徐凤的《针灸大全》中的《金针赋》内容进行了必要的修订，取其精华，修订其不足，完善了针刺手法及补泻观念。对《灵枢》九针内涵进行了临床实质的阐释。进一步以《内经》理论阐释临床针刺实践，在针刺补泻等方面寻求理论依据。

吴崑

著作简介

一、《医方考》

《医方考》，共计6卷，约初刊于1584年。该书按病证分类计72门，以证带方，全书共集古今名方700余首。卷一、卷二主要为外感病证门，包括中风、伤寒、感冒、暑、湿、瘟疫、大头瘟、火、斑疹、疟、痢、霍乱、咳嗽等17门；卷三至卷六则为内、外、妇、儿、五官、急诊科病证门和生育、保健门，包括虚损劳瘵、血证、呕吐、噎膈、情志、脾胃、嘈杂、郁、五疸、消渴、鼓胀、淋涩、自汗、积聚癥瘕、痿痹、头病、胁痛、七疝、脚气、眼疾、耳疾、虫、痔漏、疥疮、暴死、痘、妇人、广嗣、延年等55门。吴崑对病证、名方、病因病机、药物配伍原则，乃至名家医论，均予以简明论述，指明要义。该书为方剂学史上第一部方论专著，对每类病证进行深入阐述，对每首方剂进行透彻剖析，体现了用方必穷其方理的学术思想。该书问世以后颇受医家重视，给予好评，如汪昂在《医方集解》凡例第一条称其："分病列方，词旨明爽，海内盛行。"《中国医籍大辞典》（上海科学技术出版社，2002年）《医方考》条中又说："本书是古代方论中较有影响的著作，对后学很有启发和参考价值。"

二、《脉语》

《脉语》，附于《医方考》，约初刊于1584年。该书分为上、下2篇，上篇名"下学"篇，主要为脉法基础知识：取脉入式、寸关尺义、六部所主、五脏浮沉、五脏病脉、五脏死脉、诸脉状主病、妇人脉法、小儿脉法等。下篇名"上达"篇,主要阐述脉法理论:脉位法天论、脉有神机、胃气为本、男女脉异、《灵枢》脉法、方宜脉、从证不从脉、从脉不从证、《太素》脉论、脉案格式等,对临床常见以及特殊的脉法进行了讨论,撷取脉学著作精华,并抒之己见。该书倡导脉以胃气为本的理念,并独创妇人诊脉法,对脉家主病也颇有见地,丰富了中医脉诊学的内容。该书卷轶不繁而用语精当,内涵十分丰富,颇为业医者喜好,流传较广。

三、《素问吴注》

　　《素问吴注》,共计 24 卷,成书于 1594 年,初刊于 1609 年。吴崑以王冰注本为蓝本,参照王冰、林亿等注解,结合自己对《内经》的理解和临床经验,重新对《素问》81 篇进行了全文注释,包括注音、释词、释句,并校勘 200 多处,多有一定依据。该书注释详略得当,用语清晰简练,创见颇多,医理诠释贴切实用,其清新独特的注释风格,使得该书成为继北宋《新校正》之后影响较大的《素问》注本之一。该书刊刻后,即在歙县广泛流传,尤为喜欢岐黄医术者所看重,之后也多次刊行。1609 年,张元裕在序中提出刊行的目的:以清除后学对《素问》学习上的"迷醒之疾"。《素问吴注》是《素问》注释学史上一部十分重要的承上启下的巨著,吴崑的注释使《素问》经文之意得以大明,补全元起、王冰、林亿诸家注释之未备。吴崑的注释风格及诸多高明见解,被后世不少《内经》注释家吸纳引用。

四、《针方六集》

　　《针方六集》，共计 6 卷，初刊于 1618 年，该书实为 6 个独立的集篇，每卷之首均有小序。概述该集名由、要点。卷一，神照集，引录《内经》《难经》《针灸甲乙经》《新铸铜人腧穴针灸图经》等经典中有关针灸学方面的原文，并附有按语，主要论述脏腑功能、经脉流注、经穴及奇穴考证，并附图 30 幅；卷二，开蒙集，除收载《标幽赋》（加吴氏注释）外，还讨论了八法五门，子午流注及十二经补母泻子法等；卷三，尊经集，选录了《内经》针灸要旨 148 条，阐发经义，并提出了作者的学术观点；卷四，旁通集，论针药之理，修《金针赋》，通过"以药明针"的比较方法，论述针灸基本理论 45 条，还将《金针赋》的要义化裁为 34 条，扬弃结合，褒贬分明，畅快淋漓地阐发了著者鲜明的学术观点；卷五，纷署集，对纷杂腧穴，按《针灸甲乙经》人身部位排列共收 641 穴，并分述各穴主治；卷六，兼罗集，收载《玉龙歌》等针灸歌赋 13 首，崔氏骨蒸劳热定取患门四花六穴法，《千金方》论膏肓腧穴法，隔蒜灸痈毒法等。该书成书后吴崑未曾付梓，程处士（程标）为感谢吴崑治愈疾病之恩而刊刻此书，此书刊刻较少，流传不广，因而吴崑对于针灸学术的主张，未引起后世医家的重视。然《针方六集》是集中反映吴崑针灸学术思想的典型著作，其针灸理论与临床经验值得我们进一步深入研究，特别是针药主张，是研究针刺传统理论的重要依据。

吴崑

学术思想

吴崑生活于明代中后叶，其时政治稳定，经济繁荣，交通便利，科学文化水平进一步提高，信息传递日益进步，经世致用的学风深深地影响着吴崑，其著述大多以临床应用为前提，大胆取舍，务去空谈，加之深厚的儒学功底，使其能够博采众长而又有所创新。

一、学术渊源

（一）拜师学艺，广交同道

吴崑自青少年时代，和同邑其他学子一样，为考得功名而攻读儒学，虽未获得什么功名，但良好的文化教育素养为其日后的医学理论探求奠定了扎实的文化基础。在 15 岁时，其开始对医学书籍和理论产生了浓厚的兴趣，于是一边攻读儒家圣贤书，一边攻读医学经典书籍。至其 25 岁时，弃举子业而专攻医学，正式拜同邑名医余午亭为师，跟师 3 年，尽得其传。跟师期间，"日夕取诸家言遍读之"，熟读《素问》《灵枢》《难经》《针灸甲乙经》等经典著作，又兼研金元四大家之作，揣摩其中真谛，初步具有了较为扎实的医学理论基础与实践经验。后又遵其师建议，负笈云游四方，足迹遍及宛陵、姑孰、和阳等地，广交同道，取长补短，并行医问病。实现了读万卷书行万里路的目的，在理论上兼收并蓄，在实践上得到锻炼，为其日后的学术探求奠定了基础。

（二）引经据理，阐释方义

吴崑在其出师后的 5 年之中，勤于思考与实践。鉴于在日常行医过程中，大多数医生对临床所用之方，只知其然而不知其所以然，误治现象较为严重。于是便萌生了要将常用方剂的组方原理加以阐释的想法。吴崑以其扎实的经典理论功底和对药物性味功效知识的掌握，广泛收集先贤文献，再结合自我的体会和临床实践经验，精选"古昔良医之方"500余首，并"揆之于经，酌以心见，订之于证"地进行逐一的组方配伍规律的探究与阐释，编撰成了史上第一部全面进行方论的专著——《医方考》。纵观全书方论，所涉理论依据，紧扣中医阴阳五行、藏象、经络、病因病机、寒热虚实表里以及药物的性味与配伍的君臣佐使等医药基础理论，很好地反映了医与药、医与方的内在渊源关系，也体现了吴崑较为全面的医学理论功底。

（三）援儒入医，校注经典

从元代开始，历代封建王朝竭力推崇理学，把朱熹的《四书集注》定为科举考试的依据。新安理学由徽州籍理学家为主干组成，尊奉朱熹为开山宗师，以维护和发扬朱子学为基本宗旨。新安理学延续到元末及明初，当时的新安理学家朱升、郑玉、赵汸等人，在批评元代理学家墨守门户、死抱师门成说之弊的基础上，先后提出了求"本领"、求"真知"、求"实理"的新主张，并据此指导思想进行学术研究，形成了或"旁注诸经"，发明朱子之学，或"和会朱陆"，弘扬本门宗旨等不同学术风格，这是新安理学发展史上最富光彩的时期之一。吴崑作为身处徽州地域的学子，早年习儒期间也是受到朱熹理学思想影响的一代人。吴崑在校勘注解《素问》时，受到朱熹校注的思路影响，总体是仿照朱熹校注《四书集注》的体例风格进行的。《四书集注》的《大学》《中庸》《论语》《孟子》，开头都有一篇朱熹撰写的序，吴崑亦在《素问吴注》卷首撰有《注黄帝内经素问序》，在一定意义上模仿了朱熹的序。吴崑在序中先是剖析了《素问》的价值及各家注释的优劣，辨章学术，考镜源流，而后叙述了自己撰写《素问吴注》的动机、经过及心得体会。

《四书集注》的《大学》《中庸》，开篇有朱熹撰写的极为简明的解题。

吴崐的《素问吴注》亦仿之,为《素问》撰写了仅有一句话的解题。他说:"五内阴阳谓之'内',万世宗法谓之'经',平日讲求谓之《素问》。"

《四书集注》为书中的各篇都撰写了解题。如《中庸》的解题说:"中者,不偏不倚、无过不及之名。庸,平常也。"《学尔》篇的解题说:"此为书之首篇,故所记多务本之意,乃入道之门、积德之基、学者之先务也。凡十六章。"与此相仿,吴崐亦在《素问吴注》中为《素问》的各篇撰写了解题。《素问吴注》各篇解题的特点详见下文"注释书名篇名"。

《四书集注》的注解,先用大字刊印《大学》《中庸》《论语》《孟子》的一句或数句经文,随后在经文下以小字刊印朱熹的注解,这种安排经文与注文的形式,使得经文与注文一目了然,且经文下紧接着就是注文,十分便于阅读。《素问吴注》也采用了这种注解形式。

另外,《素问吴注》依据的版本是北宋林亿等校注的王冰《素问》校本的新校注本,在此基础上进行了体例的重编,内容上加入了吴崐的校注语,使之焕然一新。

总之,吴崐的《素问吴注》体例形式以其认为正统的儒学校注体例呈现,可见其援儒入医的意味。内容上遵循林亿等校注的权威版本进行校注,学术渊源正统。

(四)引经据典,重辑针经

吴崐在其67岁时,将自己学习探讨针灸30多年的心得,汇集成为《针方六集》一书。书中引用了《内经》《难经》《针灸甲乙经》《新铸铜人腧穴针灸图经》《标幽赋》《金针赋》《千金方》等著作中关于针灸经络的文献,分别编成6个方面的内容,并加入自己30年来对针灸的体会,形成6卷。书中内容的选择,体现了吴崐重视经典理论,并在实践中去体会、验证和理解发挥经典理论的实质。如其引录《内经》《难经》《针灸甲乙经》《新铸铜人腧穴针灸图经》等经典中有关针灸学方面的原文,并附有自己的按语，论述脏腑功能、经脉流注、经穴及奇穴考正，编成一卷，取名为"神照集"，寓意着针灸经典理论对临床实践的指导意义。又以《标幽赋》为主编辑成"开蒙集"，以便入门者学习。另外，吴崑还兼收后世中一些较有特色的针灸治疗方法。这些内容反映了吴崑针灸学的学术渊源主要是来源于经典理论和对这些理论的自我理解与体会。

二、学术特色

（一）方剂学成就

1. 全面方论，形成专著

《医方考》本着"考其方药，考其见证，考其名义，考其事迹，考其变道，考其得失，考其所以然之故"的宗旨，对书中所载 540 首（作者本人序中自称为 700 余首，而经现代学者叶显纯先生统计书中实为方剂者当是 540 首）方剂（由于有的方剂在书中不同卷中均有出现，对这些重复出现的同一方剂，吴崑根据治疗的不同病证对同一方剂进行不同的方解，故而方解的数量多于书载实际方剂数量，达到 651 则），从命名、组成用药、功效、适应证、配伍意义、加减运用、禁忌等方面均进行了详细的考证阐释。每则方解的字数多少不一，最多者为"羌活汤"，有 490 余字，最少者为"苦参汤"，有 39 字。

在漫长的中医药学发展长河中，纵观方剂学的发展历史，从《五十二病方》反映早期的方剂形式，到《内经》提出"君、臣、佐、使"的方剂配伍原则，药物四气五味的配伍原理，再到"方书之祖"《伤寒杂病论》的辨证论治，之后的方剂著作层出不穷，代表著作，如《肘后备急方》《备急千金要方》《千金翼方》《太平惠民和剂局方》《普济方》等。考其涉及方论的著作，北宋庞安时的《伤寒总病论》中，关于半夏泻心汤和生姜泻心汤方论的出现，可称为方论之肇始。之后朱肱、寇宗奭、许叔微等人的著作中，也有散在的方论出现。金·成无己《伤寒明理论·药方论》中设方论专篇，阐释了《伤寒论》中20首方剂的原理，从而开启了"方论专篇"的先河，正如后世医家罗美在其《古今名医方论》中的总结所说："有方即有枘，自仲景始也；有方更有论，自成无己始也。"金元时期，还有张元素、李东垣等也有对方剂进行方论的实践。与吴崑同地域的明代新安医家汪机曾编著《医学原理》，在此综合性医书中，汪机针对各门类病证中所涉方剂，进行了全面注解。但以上这些著作均不是方论专著，唯有吴崑所著《医方考》才是真正可以称之为方论性的专著，也是最早的方论性专著。这部方论专著的出现，标志着方论已进入了成熟期。

2. 收方广泛，重点突出

《医方考》中所载540首方剂的时间跨度较大，上自战国秦汉《内经》《伤寒杂病论》之方，下及晋代《小品方》，唐代《备急千金要方》《外台秘要》，宋代《太平圣惠方》《太平惠民和剂局方》《南阳活人书》《圣济总录》《小儿药证直诀》《全生指迷方》《济生方》《本事方》《三因极一病证方论》《杨氏家藏方》《妇人大全良方》，金元时期的《宣明论方》《保命集》《儒门事亲》《内外伤辨惑论》《脾胃论》《兰室秘藏》《卫生宝鉴》《丹溪心法》《丹溪心法附余》，明代的《摄生众妙方》《医学入门》《韩氏医通》等所载之方。尽管不是收载历代所有方剂，但是绝大多数具有代表性的方剂尽收其中。除此之外，书中还收载了民间的单验方。

据叶显纯先生考证，在该书所收载的方剂中，又以治疗伤寒、痘证和妇科疾病的方剂为多，足见其对这3类疾病的重视。具体统计为，"伤寒门"有64方，"痘证门"有56方，"妇人门"有26方。三门共有146方，平均每门有48.7方，而其他69门仅有458方（这些已经包括重复之方在内），平均每门仅6.6方，两者相较差距显而易见。

3. 以证类方，不落窠臼

全书按证排列，分72门，各门首叙病因，次列方剂，再列适应证候及用法、注意事项等。如"伤寒门"，将桂枝汤、麻黄汤、葛根汤、小青龙汤、大青龙汤、升麻葛根汤、白虎汤、小柴胡汤、大承气汤、小承气汤、调胃承气汤、半夏泻心汤、生姜泻心汤等归于此类；将二陈汤、平胃散、羌活胜湿汤、甘草附子汤、二妙散等归于"湿门"；考证独参汤、四君子汤、六君子汤、补中益气汤、二十四味流气饮归于"气门"；在"脾胃门"，对参苓白术散、钱氏益黄散、补中益气汤、调中益气汤、升阳顺气汤、升阳益胃汤进行类聚考证。这种分类方法的益处是按病索方，比较便捷，同时，同病证下的方剂又可相互比较，便于理解区别。

吴崑在继承前人以证类方的长处之外，又不拘泥于以证索方的俗套，而是在此基础上"揆之于经，酌以心见，订之于证，发其微义"，将组方之义与证候表现进行对应，使人既知证候之病因病机，又知方剂配伍药物之功效与治疗的关系，从根本上给予读者证方关系的诠释，从而使人不仅知其然，更知其所以然。

虽然相较于后人以方剂功效进行分类的方法，证方分类确有其不足之处，容易使初学者陷于"徒执方以疗病"的窠臼之中，吴崑正是看到了此种分类方法的弊端所在，故而在采用此法的同时扬长避短，通过全面方解和对方证关系的细微阐释来弥补此法的不足。这恰是该书与之前方书证方分类的不同之处。

4. 多维模式，注解方剂

方解的产生、完善与成熟，标志着临床方剂的形成，由经验走向了理论，由感性上升至理性。倪诚先生曾对历代方解模式的形成与发展进行了研究与总结。其认为，方解自宋代庞安常《伤寒总病论》始，至明清时期诸家，有着一个由二维、三维至多维的方解模式发展轨迹。所谓二维模式，是指对每一个方剂，均以"君臣佐使、各药功效主治及其相互关系"阐释方剂；三维模式，是指对每一个方剂，均以"君臣佐使组方理论、药性理论、据证遣药"阐释方剂；而多维模式，则是指对不同的方剂采用不同的模式进行释义，并在采用不同模式释义的同时，扩大理论依据，在"君臣佐使、药性理论"的基础上，增加了"阴阳、五行、标本、六气淫胜等多维制方理论"对方剂进行阐释，丰富和完善了方义内涵。其认为《医方考》不仅是方论性的专著，也是多维方解模式的典型代表著作。并将该书方解模式大体分为"以药性与五行"释方、"以君臣佐使、药性与五行"释方和"以药性、五行与标本理论"释方等3种模式。纵观《医方考》的方解，其方解所依据的理论，不仅仅是上述提到的内容，尚有基础理论中的藏象、经络理论及八纲辨证理论的运用。若上述"药性"仅是指"寒热温凉"四气，则还有"酸苦甘辛咸淡"药味的理论。总之，吴崑在该书中，对方剂的释义，运用了"药性""药味""阴阳""表里""寒热""虚实""标本""经络""藏象""配伍"等医药理论，内容十分丰富。现举例如下：

（1）以"五行"释方者

吴崑在《医方考·卷之二·火门第八》中，针对"肺虚有火，嗽无津液，咳而哽气"主证，使用"阿胶散"治疗。在解释"阿胶散"方义时，以五行生克原理，解释肺脏（金）与脾脏（土）之间的母子关系。其认为，"土者金之母"，若肺（子）虚，则"虚者补其母"，即补脾（母），以"甘草、粳米以补脾益胃"。又因"今肺中郁火"，"金郁则泄之"，"故泄以兜铃、粘子"泄肺中郁火。又因"肺虚自燥"而"燥者润之"，"故润以阿胶、杏仁"。

（2）以"医经、药性、药味与五行"释方者

吴崑在《医方考·卷之二·泄泻门第十二》中，针对"脾胃虚弱，不能克制水谷，湿盛作泻"之证，使用"白术茯苓汤"治疗。其以方中药性、

药味知识以及医经、五行原理阐释该方方义。其曰："脾胃者，土也。土虚则不能四布津液，水谷常留于胃而生湿矣。经曰：湿盛则濡泻。"从而诊断"水泻之疾"，是因为湿盛所致。进而以白术、茯苓药味药性在治疗湿邪所致泄泻的原理："白术甘温而燥，甘则入脾，燥则胜湿。""茯苓甘温而淡，温则益脾，淡则渗湿。"运用这两味健脾燥湿渗湿之品，则"土旺湿衰，泻斯止矣"。理论依据充分，阐述全面而明晰。

另一例子如吴崑在《医方考·卷之三·虚损劳瘵门第十八》中，针对"劳心动火，吐血衄血"之证，使用"犀角地黄汤"治疗而作的方解。吴崑先是从病因病机的角度对病证做了解释，"心属火而主脉，过劳其心，则火妄动而血涌溢，越窍而出，则为吐为衄者势也"。进而提出针对性的治疗原则为"以凉心之药主之"。接着以药味药性知识和五行相生原理阐释组方方义，"生犀能解心热，生地能凉心血，白芍、丹皮酸寒之物也，酸者入肝，寒者胜热"。之所以心病须从肝治，因为"肝为心之母，木能生火"，泄肝火能从根本去除心火之源，有釜底抽薪之意，也有"乃迎夺之兵"意思，从而使犀角、地黄清心热凉心血的功效更加巩固。

（3）以"药性、药味和标本理论"释方者

吴崑运用药性、药味与标本理论，对"二陈汤"方义进行阐释。其先对"湿痰"之证产生的病因病机进行阐释，"湿痰者，痰之原生于湿也。水饮入胃，无非湿化。脾弱不能克制，停于膈间，中、下二焦之气熏蒸稠黏，稀则曰饮，稠则曰痰，痰生于湿，故曰湿痰"。接着对方中药物配伍进行了诠释，"半夏辛热能燥湿，茯苓甘淡能渗湿，湿去则痰无由以生"，认为这就是"所谓治病必求其本"之义。"陈皮辛温能利气，甘草甘平能益脾，益脾则土足以制湿，利气则痰无能留滞"，补益脾气是治其本，辛温利气是治其标，标本兼治，才能痰化湿去。吴崑又针对有些学者提出"有痰而渴，半夏非宜，宜去半夏之燥，而易贝母、瓜蒌之润"的观点，阐释了自己的看法，"尤有诀焉，渴而喜饮水者，宜易之"，但对于"渴而不能饮水者，虽渴犹宜半夏也"，因为此种现象是"湿为本，热为标，故见口渴"，是"湿极而兼胜己之化，实非真像也"。吴崑在此指出不能简单地只看到半夏之燥与有痰但渴的关系，还要细分渴有没有喜饮与不能饮的关系，要能鉴别出渴的背后是热极喜饮，还是湿极不能饮，从而去取舍半夏。吴崑对该方的阐释不可谓不入木三分，启人心智。

（4）以"君臣佐使与经络"释方者

吴崑以君臣佐使配伍与经络理论阐释"大秦艽汤"治疗"中风，手足不能运动，舌强不能言语，风邪散见不拘一经"之中风证候。(《医方考·卷之一·中风门第一》)"用秦艽为君者，以其主宰一身之风，石膏所以去胃中总司之火，羌活去太阳百节之风疼，防风为诸风药中之军卒"，明确了这几味药的君臣佐使关系。又以经络理论解释后几味药的作用，"三阳数变之风邪，责之细辛。三阴内淫之风湿，责之苓、术。去厥阴之风，则有川芎。去阳明之风，则有白芷……独活疗风湿在足少阴"。

（5）以"药味"释方者

吴崑针对治疗"初中风，暴仆，痰涎涌盛"之证的"稀涎散"时，以药物的药味理论进行阐释，"白矾之味咸苦，咸能软顽痰，苦能吐咸沫。皂角之味辛咸，辛能利气窍，咸能去污垢"。(《医方考·卷之一·中风门第一》)

又一例如针对以"保和丸"治疗"饮食内伤，令人恶食"之证时的方解，也是以药物药味知识进行的。"保和丸：山楂甘而酸，酸胜甘，故能去肥甘之积。神曲甘而腐，腐能胜焦，故能化炮炙之腻。卜子辛而苦，苦下气，故能化面物之滞。陈皮辛而香，香胜腐，故能消陈腐之气。连翘辛而苦，苦泻火，故能去积滞之热。半夏辛而燥，燥胜湿，故能消水谷之气。茯苓甘而淡，淡能渗，故能利湿伤之滞。"(《医方考·卷之四·伤食门第

二十九》）

（6）以"药性、药味"释方者

吴崑在解释越婢汤治疗"痛肿，寒热相搏，脉来沉细"的脚气病时，运用了药性药味知识。其曰："石膏性寒而重，寒能胜热，重能就下。附子味辛而热，辛能行壅，热能壮气，佐之以麻黄，则寒热之壅滞，皆从汗孔而泄矣。用白术、甘草，取其气味温平，能致冲和之气于发越之余耳。"（《医方考·卷之五·脚气门第六十》）

（7）以经典理论释方者

吴崑还以《内经》理论阐释方剂所治之证以及组方原则，主要表现在对病证的病因病机、治则等方面，体现了吴崑扎实的经典理论功底。

①阐释病因病机

吴崑在泄泻门"补中益气汤去当归方"中（《医方考·卷之二·泄泻门第十二》），针对"滑泻痞闷"之证的病因病机运用经典理论进行了解释，《内经》曰：清气在下，则生飧泄，浊气在上，则生䐜胀"。依据这个理论，该病是"由中气不足，而不能升清降浊"所致，因此该方中针对此证所配伍的药物即是为解决上述病证而设，即人参、黄芪、甘草、白术为补益中气，陈皮利气，柴胡、升麻为"升举陷下之阳"所设。如此配伍治疗，则"清阳升则浊阴自降，浊降则痞闷自除，清升则飧泄自止"。理法清晰，配伍得当，从而使方证关系更加明了。

在水肿门"九味羌活汤"中（《医方考·卷之四·水肿门第三十六》），针对"水病，腰以上肿"之证，吴崑以《内经》理论解释病因病机，"《内经》曰：上盛为风，下盛为湿。故腰以上皆肿，必兼风治。盖无风则湿不能自上于高巅清阳之分也"。故而以羌活、防风、苍术、细辛、川芎、白芷等辛甘之品以疏风除热，其原理也是"辛药能疏风，风药能胜湿"。而"风湿相搏，必有内热"，因此用生地、黄芩凉性药以清内热。吴崑将风、湿、热三者在该病中的主次关系和因果关系分析透彻，从而使人明了方中各药的配伍原理。

在盗汗门"麦煎散"中（《医方考·卷之四·盗汗门第四十三》），对于"湿热内淫，肺病喘急，以致皮毛之气不充，令人盗汗，四肢烦疼，肌肉消瘦"之证的病因病机解释为："《内经》曰：肺主皮毛。《灵枢经》曰：卫气者，所以温分肉，充皮肤，肥腠理，司开阖者也。""今肺以喘而虚，故皮毛之气不充。气不充则腠理失肥，开阖失宜而令盗汗。"指出盗汗的病因病机主要是肺阴气虚致卫气不固而出汗。用药当以补益肺阴肺气为主，兼清虚热为辅。选择人参、甘草以补肺气，石膏、知母以清热，地骨皮、赤芍药以清热于里，杏仁、葶苈子以泻喘，滑石、茯苓以泻湿，麻黄根、浮小麦以止汗于表。病机明了，方药配伍的方法即迎刃而解。

②阐释治疗原则

在虚损劳瘵门"黄芪汤"中（《医方考·卷之三·虚损劳瘵门第十八》），对使用人参、黄芪甘温之品的解释是"经曰：损其肺者益其气"。对使用白术、大枣、生姜等调补脾胃之品的解释是"经曰：虚则调其母。脾是肺之母，是故用之"。

在咳嗽门"丁香半夏丸"中（《医方考·卷之二·咳嗽门第十七》），针对"脾胃虚寒，痰饮积于胸膈之间，令人咳嗽"之证的治疗原则依据的是"经曰：治病必求其本"。而此"证本于脾胃虚寒，则脾胃为本，咳嗽为标"，以半夏燥脾，人参养胃，"脾胃治则不虚"。以丁香、生姜行痰，细辛散饮，"辛温用则不寒，不虚不寒，则脾胃治而痰饮散，咳嗽止"。

在痢门"木香槟榔丸"中（《医方考·卷之二·痢门第十一》），针对"痢疾初作，里急后重，肠胃中有积滞"的证候，治疗原则的解释依据是《内经》曰：湿淫所胜，平以苦热"，因此用木香平之。又据"热者寒之"，而用黄连、黄芩、黄柏以清热。又据"抑者散之"，用青皮、陈皮和香附以行气散滞。"强者泻之",用大黄、丑末泻积滞。"逸者行之",用槟榔、枳壳。"留者攻之",用三棱、莪术。"燥者濡之",用当归。

5. 考证归纳药物功效

吴崑在书中对一些药物配伍功效进行了考证,有些还举出文献案例加以说明。较有特色者有:

(1)吴崑在火门对"人参黄芪白术甘草"以及"天雄附子川乌硫黄"等药物在"有火"之证中的使用,进行了考证与归纳。在对前者的考证归纳中,其曰:"实火可泻,宜用芩、连、栀、柏。虚火可补,宜用人参、黄芪、白术、甘草,所谓温能除大热也。"指出如果误用芩、连、栀、柏治疗虚火,那么会使虚火更加的炽热,原因是这"四件皆降下之品,降多则亡阴,阴亡则不足以济火,故令火益炽"。鉴别了清实火与补虚火用药的不同之处。在对后者考证归纳中,其曰:"诸证无火者,宜于四件斟酌之。"吴崑分析了宜用这 4 种药物的道理。其认为"壮火固不可有",但是"少火亦不可无"。因为"天非此火不足以生万物,人非此火不足以有生",因此,"凡诸证寒凉太过,几于无阳者,宜审择而用之"。古人曾经"以附子一物为太阳丹,以天雄、附子、川乌为三建汤,以硫黄为金液丹",均是"养其真阳,壮其真火而存此身之生气"的目的。(《医方考·卷之二·火门第八》)

(2)在积聚癥瘕门中,鉴于日常临床中,有些医生组方,"鲜有不类聚群毒以为丸者",往往不加以区别地将治疗各种积聚的药物杂陈于一方之中,因此,吴崑对古方治疗积聚的药物进行归纳考证。曲、蘖为化谷之品,硇砂、阿魏是去肉食之品,陈皮、紫苏、生姜是化鱼蟹之药,丁香和桂心能够腐化果菜,牵牛和芫花能攻水饮,三棱和鳖甲能去癥瘕,附子和硫黄能除痼冷,水蛭和虻虫能攻血块,木香和槟榔能攻滞气,雄黄和腻粉能攻涎积,礞石、巴豆能攻痰食,甘遂、甘草并用能"假其相战以去积"。(《医方考·卷之四·积聚癥瘕门第四十四》)从而使临床治疗积聚癥瘕证时能更加有的放矢。

（3）吴崑又在痔漏门中，将临床常用治疗痔漏的方法与用药进行了总体的考证与归纳。对于古人用药物灰的方法治疗痔漏，吴崑认为皆是"枯痔之法"，药物有槐角、柏叶、猬皮、露蜂房、牛角腮、胡桃等。在服用这些药物灰时，都是"以方寸匕酒调下"。在用汤液药物中，有治疗风热入脏者，药物有防风、秦艽、皂角仁、荆芥、白芷。有实热可以通过下法治疗者，药物有芒硝、大黄、槟榔和枳实等。有实热可清者，药物有胡黄连、酒苦参、石莲肉、番木鳖等。有治疗瘀血未消者，药物是桃仁、红花、蒲黄、苏木等。有治疗燥金无液者，药物有杏仁、麻仁、地黄、黄柏。有欲强止其血者，如地榆、蕲艾、枯龙骨、鹿角霜。有欲放出其肛而外施药以愈之者，有象牙、蛴螬、人爪、蟹爪等。并总结，无论熏法、洗法和药坐法，所用之药均是枯痔止血之品。无论插药法、挂线法，所用之品均是烂肌去腐之药。掌握这些，临床上可以灵活运用。（《医方考·卷之六·痔漏门第六十六》）

吴崑以其扎实的理论功底和临证经验，对前人的研究成果兼收并蓄，针对不同的方剂内容，多方位地进行诠释，丰富和发展了方剂学科的理论内涵。

6. 首载方较多

其中，有一些方剂对后世的临床治疗影响深远，如后世常用的"六和汤""清气化痰丸""知柏地黄汤（丸）"等，均最早源于该书。

在540首方剂中，叶显纯先生认为"已有明确称之源于本书，尚未见有异议者；或虽然著录方源，但所述文献晚于本书问世者；或未著源而查找《医方考》问世以前方书尚未见有著录者"，均作为本书的创新方剂对待。我们认为，这种定论依据不足信。因为即使是满足了此书所载方剂而之前文献并未见载、后书即使记载又晚于此书的条件，也仅仅只能作为某方剂最早见于此书的依据，并不能由此断定是作者或此书创立的方剂。因而我们认为，应该将此类方剂称为"首载方"更加准确。经过考证，属于该书首次记载的方剂有 91 首，占总收方剂数的 17%。现统计如下：

方名	组成	卷数
通顶散	藜芦、生甘草、川芎、细辛、人参各一钱，石膏五钱	卷之一·中风门第一
改容膏	蓖麻子一两，真冰片三分	卷之一·中风门第一
扑粉	龙骨、牡蛎、糯米各等分	卷之一·伤寒门第二
六和汤	砂仁、半夏、杏仁、人参、白术、甘草、藿香、木瓜、厚朴、扁豆、赤茯苓	卷之一·暑门第四
败毒散加黄芩汤	姜活、独活、柴胡、前胡、川芎、黄芩、桔梗、枳壳、人参、茯苓、甘草	卷之一·瘟疫门第六
清咽太平丸	薄荷叶十两，川芎、甘草、防风、乌犀角、柿霜各二两，桔梗三两	卷之二·火门第八
珍珠散	琥珀、珍珠粉、铁粉、天花粉、朱砂、寒水石、牙硝、大黄（酒浸）、生甘草	卷之二·火门第八
三解汤	麻黄（去节）、柴胡（去芦）、泽泻各三钱	卷之二·疟门第十
芍药汤加芒硝方	白芍药二钱，当归尾、黄连、黄芩各一钱，木香（不见火）、桂心、槟榔、甘草各五分，大黄七分，芒硝一钱	卷之二·痢门第十一

方名	组成	卷数
补中益气汤去当归方	人参、甘草（炙）各一钱，升麻三分，黄芪（炙）一钱五分，白术（炒）、陈皮（去白）、柴胡各五分	卷之二·泄泻门第十二
九蒸苍术散	苍术	卷之二·痰门第十五
清气化痰丸	陈皮（去白）、杏仁（去皮尖）、枳实（麸炒）、黄芩（酒炒）、瓜蒌仁（去油）、茯苓各一两，胆南星、制半夏各一两半，姜汁为丸	卷之二·痰门第十五
劫嗽丸	诃子仁、百药煎、荆芥穗等分。	卷之二·咳嗽门第十七
六味地黄丸加黄柏知母方	熟地黄八两，山茱萸（去核，炙）、山药各四两，泽泻、牡丹皮（去木）、白茯苓各三两，黄柏（盐炒）、知母（盐炒）各二两	卷之三·虚损痨瘵门第十八
柴前梅连散	柴胡、前胡、乌梅、胡黄连各三钱，猪胆一枚，猪髓一条，薤白半钱，童便二盏	卷之三·虚损痨瘵门第十八
榴花散	百叶榴花晒干为末	卷之三·血证门第二十一
侧柏散	侧柏叶一味为末，米饮调下三钱	卷之三·血证门第二十一
牛膝膏	牛膝三斤煎膏一斤，空心盐水化下四钱	卷之三·血证门第二十一

续表

方名	组成	卷数
柏灰散	侧柏叶一味，春东、夏南、秋西、冬北取来，烧灰，调下二钱	卷之三·血证门第二十一
人参樗皮散	人参（去芦）、樗根白皮等分，每末三钱	卷之三·血证门第二十一
举肛丸	半夏、天南星、枯白矾各五钱，枯红矾、鸡冠花（炒）、白附子各五两，诃子肉（煨）、黑附子（生）、枳壳各一两，猬皮（炙）二枚，瓜蒌（烧存性）一枚，胡桃仁（烧存性）十五枚	卷之三·脱肛门第二十二
收肛散	熊胆五分，孩儿茶三分，冰片一分	卷之三·脱肛门第二十二
雄矾瓜蒂散	雄黄、明矾、苦瓜蒂（炒），各五分	卷之三·呕吐门第二十三
丁香柿蒂竹茹汤	丁香三粒，柿蒂、竹茹各三钱，陈皮一钱	卷之三·呃逆门第二十四
韭汁牛乳饮	韭汁、牛乳等分	卷之三·翻胃门第二十五
附子散	附子一枚	卷之三·翻胃门第二十五
韭汁饮	生韭汁、醇酒等分	卷之三·噎膈门第二十六
食郁越鞠丸	山楂、神曲、砂仁、香附（童便制）、苍术（米泔浸七日）、抚芎、栀子	卷之三·噎膈门第二十六

方名	组成	卷数
火郁越鞠丸	山栀（炒黑）、青黛（飞）、香附（童便浸五日）、抚芎、神曲（炒）、苍术（米泔浸七日）	卷之四·吞酸门第三十
痰火越鞠丸	海石（研，水飞）、南星（牛胆者）、瓜蒌仁（去油）、山栀（炒黑）、青黛（水飞过）、香附（童便浸）、苍术（泔浸七日）、抚芎	卷之四·嘈杂门第三十二
加味三补丸	黄芩、黄连、黄柏、香附（醋浸五日）、苍术（泔浸七日）	卷之四·嘈杂门第三十二
枣矾丸	绿矾半斤（火煅通红），枣肉二斤（煮，去皮捣烂丸），平胃散四两（为衣）	卷之四·五疸门第三十四
朽木汤	取朽木方寸者三十枚，煎汤饮之，得水土中者良	卷之四·消渴门第三十五
大戟枣子	大戟连根叶一握，大枣一斗	卷之四·鼓胀门第三十七
八正散加木香汤	车前子、瞿麦、萹蓄、滑石、山栀子（炒黑）、甘草梢、木通、大黄、木香	卷之四·小便不通门第三十八
韭子一物丸	以韭子一物作丸	卷之四·小便不禁门第三十九
三生益元散	生柏叶、生藕节、生车前各汁一杯，益元散三钱，调服	卷之四·淋涩门第四十
珍珠粉丸	牡蛎粉（取血色者，炙）、黄柏各一斤，珍珠三钱	卷之四·精浊门第四十一

续表

方名	组成	卷数
艾煎茯苓散	以艾煎汤，调茯苓末一钱，服	卷之四·自汗门第四十二
肺热汤	羚羊角、玄参、射干、薄荷、芍药、升麻、柏皮各三钱，生地黄一合，栀子仁四钱，竹茹二钱	卷之五·瘰痹门第四十五
六味地黄丸加黄柏知母方	熟地黄八两，山茱萸（去核）、山药各四两，牡丹皮、白茯苓、泽泻各三两，黄柏、知母各二两	卷之五·瘰痹门第四十五
续命汤加紫苏陈皮方	竹沥一升二合，生姜汁五合，生荸汁一升，龙齿末、防风、麻黄各四两，防己、附子炮、石膏、桂枝各二两，陈皮（去白）、紫苏各半两	卷之五·痫门第四十八
大黄一物汤	大黄四两，酒浸一宿，水三升煎之。分三服，不已再作	卷之五·癫狂门第四十九
麻仁煎	麻仁四升，水六升，煎七合，空心服	卷之五·癫狂门第四十九
赶痛汤	乳香、没药、地龙（酒炒）、香附（童便浸）、桃仁、红花、甘草节、牛膝（酒浸）、当归、羌活、五灵脂（酒淘去土）	卷之五·痛风门第五十二
辛夷散	辛夷、南星、苍耳、酒芩、川芎	卷之五·头病门第五十五
韭汁酒	韭菜汁、清酒等分，和服	卷之五·腹痛门第五十六

方名	组成	卷数
雄槟丸	雄黄、白矾、槟榔等分	卷之五·腹痛门第五十六
抑青丸	黄连一味，茱萸汤润一宿，暴干为末，作丸	卷之五·胁痛门第五十七
青娥丸加黄柏知母方	破故纸（酒浸少时，略炒）、川草薢（童便浸一宿）、杜仲（姜汁炒断丝）、黄柏（盐水炒）、知母（酒炒）、牛膝（去芦）各四两，胡桃肉（去皮，炮）八两	卷之五·腰痛门第五十八
猪腰青盐杜仲方	猪腰一具，青盐三钱，杜仲末五钱	卷之五·腰痛门第五十八
吴茱萸加附子汤	吴茱萸、生姜各三钱，人参一钱，大枣二枚，附子二钱	卷之五·七疝门第五十九
甘草梢黑豆汤	生甘草梢二两，黑豆半斤。	卷之五·七疝门第五十九
补中益气汤加黄柏知母方	人参、黄芪、白术、当归、升麻、柴胡、陈皮、甘草、黄柏、知母	卷之五·七疝门第五十九
消风养血汤	荆芥、蔓荆子、菊花、白芷、麻黄（去节）、桃仁（去皮尖）、红花（酒炒）、防风、川芎各五分，当归（酒洗）、草决明、石决明、白芍药（酒炒）、甘草各一钱	卷之五·眼疾门第六十一
光明洗眼方	古青钱十文，黄连一钱，杏仁七枚（去皮），艾叶三片	卷之五·眼疾门第六十一

续表

方名	组成	卷数
真人明目丸	生地黄、熟地黄、川椒（去目及闭口者微妙）等分	卷之五·眼疾门第六十一
鼍龙点眼方	猪胆一枚（银铫中微火熬成膏，再入），冰脑米许	卷之五·眼疾门第六十一
治三十年久聋方	故铁三十斤，以水七斗，浸三日取汁，入曲、酿米七斗，如常造酒法。候熟，取磁石一斤，研末，浸酒中三日乃可饮，取醉。以绵囊磁石内耳中，覆头一卧，酒醒，去磁石即瘥	卷之五·耳疾门第六十二
辛夷散	辛夷、川芎、防风、木通（去节）、细辛（洗去土）、藁本、升麻、白芷、甘草等分	卷之五·鼻疾门第六十三
大朴散	大黄、朴硝等分	
口糜散	黄柏、黄连各一两，雄黄、没药各二钱，片脑五分	卷之五·口齿舌疾门第六十四
滋阴大补丸加鹿茸方	熟地黄二两，川牛膝（去芦）、杜仲（姜炒去丝）、巴戟天（去心）、山茱萸（去核）、小茴香（略炒）、五味子（炒）、远志（去心）、肉苁蓉、白茯苓、山药各一两，红枣肉（蒸熟）十四两，石菖蒲、枸杞子各五钱，鹿茸（炙酥）	卷之五·口齿舌疾门第六十四
煮牙散	附子尖、天雄尖各二钱，全蝎七个	卷之五·口齿舌疾门第六十四

方名	组成	卷数
定风汤	牙皂角（炙，去皮）一寸，白石膏五钱，朴硝一钱，荆芥一钱，葱白三寸	卷之五·口齿舌疾门第六十四
化虫丸	鹤虱（去土）、胡粉（炒）、苦楝根（东引不出土者）、槟榔各一两，芜荑、使君子各五分，白矾（枯）二钱五分	卷之六·虫门第六十五
四物汤加黄芩黄柏槐花方	当归、芍药、川芎、生地黄、酒黄芩、酒黄柏、炒槐花	卷之六·痔漏门第六十六
当归养血汤加防风连翘方	当归、防风各一钱，黄芪五钱，连翘二钱	卷之六·疥疮门第六十七
六君子汤加天麻方	人参、白术、茯苓、甘草、半夏、陈皮、天麻	卷之六·暴死门第六十八
生脉散加香薷方	人参、麦门冬、五味子、香薷	卷之六·暴死门第六十八
加味红绵散	天麻、麻黄、荆芥穗、全蝎、薄荷、紫草、蝉蜕等分	卷之六·痘门第六十九
羌活透肌汤	羌活、陈皮、柴胡、前胡、半夏、茯苓、甘草、桔梗、川芎、当归、山楂	卷之六·痘门第六十九
透肌散	紫草二钱，木通一钱半，白芍药（酒炒）、人参、蝉蜕、升麻、甘草各五分	卷之六·痘门第六十九
加味如圣散	桔梗二钱，牛蒂子、麦门冬各一钱五分，甘草、玄参、荆芥各一钱，防风七分，生犀角、黄芩各五分	卷之六·痘门第六十九

续表

方名	组成	卷数
前胡化癍散	酒红花、当归各一钱，前胡八分，荆芥四分，白芷、甘草节、赤芍药、陈皮各五分，郁金（酒浸）七分，胡荽子三十粒	卷之六·痘门第六十九
再造丸	生玳瑁一两半，片脑三钱，水蛭（炒黄）一钱，蜈蚣（炒）三钱，麻黄（去节）一两	卷之六·痘门第六十九
加味导赤散	生地黄、人参、麦门冬、木通、甘草等分，竹叶十片，灯心七根	卷之六·痘门第六十九
七正散	车前子、赤茯苓、山栀仁、生甘草梢、木通、萹蓄、龙胆草	卷之六·痘门第六十九
挑疔散	紫草、雄黄、巴豆各等分	卷之六·痘门第六十九
砂仁益黄散	陈皮、青皮各二钱，诃子一钱，丁香、木香、砂仁各五分	卷之六·痘门第六十九
四圣挑疔散	珍珠、碗豆灰、血余灰各五分，冰片三厘，油胭脂调用	卷之六·痘门第六十九
泻肝散	当归、川芎、防风、荆芥、白芍药、甘草、黄连、木贼、蔓荆子、白蒺藜、甘菊花	卷之六·痘门第六十九
走马牙疳敷药方	黄连一两，雄黄一钱，胆矾三分，冰片五厘	卷之六·痘门第六十九
砂仁葱白汤	砂仁（槌碎）一钱，葱白十枚，煎汤吞下	卷之六·妇人门第七十

方名	组成	卷数
四物汤加芩连姜夏方	当归、川芎、芍药、熟地黄、黄芩、黄连、半夏、生姜	卷之六·妇人门第七十
三合汤探吐法	人参、白术、茯苓、甘草、当归、川芎、芍药、地黄、半夏、陈皮	卷之六·妇人门第七十
红花酒	红花（炒）一两，清酒五爵，活之，温服	卷之六·妇人门第七十
当归补血汤加葱白方	当归二钱，黄芪一两，葱白十枚	卷之六·妇人门第七十
免怀汤	当归尾、赤芍药、酒红花、酒牛膝各五钱	卷之六·妇人门第七十
长春广嗣丹	人参（去芦）、天门冬（去心）、当归（酒洗）、泽泻（去毛）、山茱萸（去核）、石菖蒲（炒）、赤石脂、五味子（去梗）、覆盆子（去萼）、白茯苓、车前子、广木香、柏子仁各一两，山药（姜汁炒）、川巴戟（去心）、川椒（去目与梗及闭口者，炒出汗）、川牛膝（去芦，酒洗）、生地黄、熟地黄、地骨皮（去木与土）、杜仲各二两，远志（去芦，甘草汤泡，去心）、肉苁蓉（酒洗，去心膜，晒干）、枸杞子各三两，菟丝子（酒洗去土，仍用酒蒸，捣饼，晒干）四两	卷之六·广嗣门第七十一

续表

方名	组成	卷数
玄黄丹	硫黄制一斤，青黛（飞）一两 六钱，用硫黄为丸，青黛为衣	卷之六·延年门第七十二

7. 首载方考证举例

（1）六和汤

①方剂首载之辨

六和汤，仅就方名论，当首见于宋《太平惠民和剂局方》，但其组成在后世却略有不同。《医方考》中之"六和汤"的组成，与《太平惠民和剂局方》比较，前者有"白术"而无"香薷"，后者则有"香薷"而无"白术"。清·汪昂《医方集解》中，虽注明是收录《太平惠民和剂局方》之方，但其组成却与《医方考》一致，只在加减中说明"伤暑加香薷"，在注解中也说明"一方无白术"，在该书中还将吴崑方解节录于此方之后，可见汪昂所见"六和汤"文献主要来源于《医方考》，兼参《太平惠民和剂局方》。由许济群、王绵之主编的高等中医药院校教材《方剂学》中，也在"六和汤"条中注明方源为《医方考》。因而，《医方考》中所载的"六和汤"，就其组成来说确为其首载。在后世临床使用中方剂组成也多以此组成为主，加减中才有加香薷或紫苏的。

②原文摘录

砂仁、半夏、杏仁、人参、白术、甘草、藿香、木瓜、厚朴、扁豆、赤茯苓。

夏月病人霍乱转筋，呕吐泄泻，寒热交作，倦怠嗜卧，伏暑烦闷，小便赤涩，或利或渴，中酒，胎产，皆可服之。

六和者，和六腑也。脾胃者，六腑之总司。故凡六腑不和之病，先于脾胃而调之。此知务之医也。香能开胃窍，故用藿、砂。辛能散逆气，故用半、杏。淡能利湿热，故用茯、瓜。甘能调脾胃，故用扁、术。补可以去弱，故用参、草。苦可以下气，故用厚朴。夫开胃散逆，则呕吐除。利湿调脾，则二便治。补虚去弱，则胃气复而诸疾平。盖脾胃一治，则水精四布，五经并行，虽百骸九窍，皆太和矣，况于六腑乎？

《医方考·卷之一·暑门第四》

砂仁、半夏、杏仁、人参、甘草各一两，厚朴、木瓜、藿香、白术、白扁豆、赤茯苓各二两。

夏月饮食后，六腑不和，霍乱转筋者，此方主之。

六和者，和六腑也。食饮为患，和以砂仁。夹涎吐逆，和以半夏。膈气不利，和以杏仁。胃虚不调，和以参、术。中气不快，和以藿香。伏暑伤脾，和以扁、朴。转筋为患，和以木瓜。三焦蓄热，和以赤苓。气逆急吐，和以甘草。正考见暑门。

《医方考·卷之二·霍乱门第十四》

（2）清气化痰丸

①方剂首载之辨

目前已知称为"清气化痰丸"的方子即达8个（处）。最早出现者为明·方广《丹溪心法附余》（1536），之后依次是明·张时彻《摄生众妙方》（1550），明·龚信编纂、龚廷贤续编、王肯堂订补《古今医鉴》（1576），明·吴崑《医方考》（1584），明·孙一奎《赤水玄珠》（1584），明·张介宾《景岳全书》（1624），明·翟良《医学启蒙汇编》（1628），清·汪昂《医方集解》（1682）等。除了《医方集解》选录方剂的组成与《医方考》一致外，其他7方组成却各不相同，最少的有8味组成，最多者达20余味，可见7个方剂各有特色和偏重。《医方考》收载的"清气化痰丸"，在源流上与其他6个方剂没有明显的传承关系。因此，可以认为《医方考》所收"清气化痰丸"为该书首载之方。

②原文摘录

陈皮（去白）、杏仁（去皮尖）、枳实（麸炒）、黄芩（酒炒）、瓜蒌仁（去油）、茯苓各一两，胆南星、制半夏各一两半，姜汁为丸。此痰火通用之方也。

气之不清，痰之故也，能治其痰，则气清矣。是方也，星、夏所以燥痰湿，杏、陈所以利痰滞，枳实所以攻痰积，黄芩所以消痰热。茯苓之用，渗痰湿也。若瓜蒌者，则下气利痰云尔。

《医方考·卷之二·痰门第十五》

（3）六味地黄丸加黄柏知母方

①方剂首载之辨

目前的方剂学教材以及方剂辞典等工具书中，关于该方来源存在着较为混乱的现象。许济群主编的《方剂学》说源于《医宗金鉴》，李明权先生说源于《景岳全书》，《中医大辞典·方剂分册》说源于《症因脉治》，来雅庭先生说应最早源于《万病回春》，不一而足。究其原因，是该方在不同文献中方名不同。这些不同文献中所载该方的方名虽然各有称谓，但就其组成和功效来论，则包括《医方考》在内的上述文献均是一致，即该方由六味地黄丸加知母、黄柏而成，主治下焦阴虚火旺之证。相关文献中该方的方名有"六味地黄丸加黄柏知母方""知柏地黄丸""知柏地黄汤""滋阴八味丸""知柏八味丸"等。各方名具体命名文献有：最早以"六味地黄丸加黄柏知母方"命名者，当推《医方考》（1584）。后在《万病回春》（1587）中载有同名之方。而以"知柏地黄丸"命名该方者，为《症因脉治》（1641）。后由《医宗金鉴·删补名医方论》（1742）取同名之方增补其中，而在《医宗金鉴·幼科杂病心法要诀》（1742）中却又称为"知柏地黄汤"。在《景岳全书·新方八阵·卷五十一》（1640）中，该方被命名为"滋阴八味丸"。在《医方集解》（1682）中又被命名为"知柏八味丸"。除此之外,《医学心悟》(1732)中,有论该方组成及主治而并未为其命名。

可见,即使在组成、功效、主治相同的前提下,因为有了上述各个时期文献对该方命名不同的情况存在,现在学者依据某个方名而将该方最早载于何书的不同定论也就可以理解了。虽然一个方子的最终定名有其演变过程,在这个过程中,每个医家的不同理解,甚至是个人的喜好,都会导致不同名称的出现,但就一个方剂最早源于或者载于何书的问题,我们认为以方剂的内容(方药组成、功效主治,有时还有剂量)的最早确定作为定论依据,比以方名作为定论依据更加具有学术意义和实际价值。因此,就该方的内容以及所载文献刊行时间先后来论,当属《医方考》为最早记载该方的文献。而若以现在通行的该方名称"知柏地黄丸"来论,确属《症因脉治》为最早记载文献。

②原文摘录

《医方考》中记载该方的两处原文如下:

熟地黄八两,山茱萸(去核,炙)、山药各四两,泽泻、牡丹皮(去木)、白茯苓各三两,黄柏(盐炒)、知母(盐炒)各二两。

肾劳,背难俯仰,小便不利,有余沥,囊湿生疮,小腹里急,便赤黄者。此方主之。

肾者,藏精之脏也。若人强力入房,以竭其精,久久则成肾劳。肾主精,精主封填骨髓,肾精以入房而竭,则骨髓日枯矣,故背难俯仰。前阴者,肾之窍,肾气足,则能管摄小便,而溲溺惟宜。肾气怯,则欲便而不利,既便而有余沥,斯之谓失其开合之常也。肾者水脏,传化失宜,则水气留,水气留之,则生湿热,故令囊湿生疮也。小腹里急者,此真水枯而真火无制。真水枯,则命门之相火无所畏,真火无制,故灼膀胱少腹之筋膜而作里急也。便赤黄者,亦皆火之所为。熟地、山萸,味浓者也,味浓为阴中之阴，故足以补肾间之阴血。山药、茯苓，甘淡者也，甘能制湿，淡能渗湿，故足以去肾虚之阴湿。泽泻、丹皮，咸寒者也，咸能润下，寒能胜热，故足以去肾间之湿热。黄柏、知母，苦润者也，润能滋阴，苦能济火，故足以服龙雷之相火。夫去其灼阴之火，滋其济火之水，则肾间之精血日生矣。王冰曰：壮水之主，以制阳光。此之谓也。

《医方考·卷之三·虚损痨瘵门第十八》

熟地黄八两，山茱萸（去核）、山药各四两，牡丹皮、白茯苓、泽泻各三两，黄柏、知母各二两。

肾气热，则腰脊不举，骨枯而髓减，发为骨痿，宜此方主之。

肾者，水脏，无水则火独治，故令肾热。肾主督脉，督脉者，行于脊里，肾坏则督脉虚，故令腰脊不举。骨枯髓减者，枯涸之极也。肾主骨，故曰骨痿。是方也，熟地黄、山茱萸，味厚而能生阴。黄柏、知母，苦寒而能泻火。泽泻、丹皮，能去坎中之热。茯苓、山药，能制肾间之邪。王冰曰：壮水之主，以制阳光。此方有之矣。正考见虚损劳瘵门。

《医方考·卷之五·痿痹门第四十五》

附：四物汤加桃仁红花竹沥姜汁方

①方剂首载之辨

叶显纯先生认为，此方为吴崑所创制的新方，并且认为后世医家将该方减去竹沥、姜汁二药，改名为"桃红四物汤"。我们以为此方并不是《医方考》首载，更不是吴崑"所创制的新方"。理由有：在《医方考·卷一·中风门》中，吴崑在列出组成后，有一句关于该方主治的话，"丹溪云：半身不遂，在左者，属瘀血，以此方主之"。这表明该方与朱丹溪有关。经查，朱丹溪在其《丹溪心法·卷一·中风一》开篇论述中即提到此方，言"……半身不遂，大率多痰，在左属死血、瘀血，在右属痰、有热，并气虚。左以四物汤加桃仁、红花、竹沥、姜汁；右以二陈汤、四君子汤，加竹沥、姜汁"。这也就说明，"四物汤加桃仁红花竹沥姜汁方"，早在元代朱丹溪即已确立了该方，此处吴崑只是将朱丹溪确立的方收录于《医方考》中，故此方首载当属朱丹溪《丹溪心法》。至于后世医家是不是依据此方将竹沥、姜汁二药减去，形成后世称之为"桃红四物汤"的问题，我们也进行了考证。得出的结论是：后世化裁基本上是在四物汤的基础上进行的，有加入桃仁、红花者，但是并不能证明是在减去竹沥、姜汁的基础上形成的。因为绝大多数有四物汤加桃仁、红花者，均还加入其他药物，且并不称"桃红四物汤"。称作"桃红四物汤"者，当属《医宗金鉴》，也唯有《医宗金鉴》中不仅方名称"桃红四物汤"，而且药物组成就是四物汤加桃仁、红花6味药。

②原文摘录

当归（酒洗）、川芎（洗去土）、白芍（药酒炒）、熟地黄、桃仁（去皮尖）、红花（酒洗）、竹沥、姜汁。

丹溪曰：半身不遂，在左者，属瘀血，以此方主之。

芎、归、芍、地，生血药也，新血生，则瘀血滑而易去。桃仁、红花，消瘀药也，瘀血去，则新血清而易生。然亦加夫竹沥、姜汁者，以痰之为物，靡所不之，盖无分于左右而为患也。

《医方考·卷之一·中风门第一》

8. 书中不足之处

《医方考》作为一部全面注解方剂的专著，其成就是主要的，但是也存在着一些不足，主要表现在未注方源，6 卷中前后方剂同方异名、同名异方以及记载前人方剂组成不同等现象。望读者学习研究时有所甄别。

（1）未注方源

全书收载的 540 首方剂，均未注明方剂的来源与出处，此书既然是一部考证医方之书，不注明方剂的来源实属不该。这为读者查验方剂源头以便比较与学习带来了诸多不便。

（2）同方异名

因以病证而未以方剂功效进行归类阐释，导致一个方剂在不同的病证门类中重复出现，这本身并没有什么不妥。但是该书却出现了同一首方剂在不同门类的时候名称不同的现象，尽管吴崑在后出现的方剂中有的进行了交代，但有的却并没有说明在药物组成一致的前提下，为何名称有变的原因。存在者有：

①化癍汤（即卷一暑门"人参白虎汤"）

石膏、人参、知母、甘草。胃热发斑，脉虚者，此方主之。胃热者，口燥烦渴也。胃主肌肉，故胃热则肌肉斑烂。脉虚者，壮火食气，而脉无力以充实也。惟其胃热，故用石膏之寒。惟其脉虚，故用人参之补。知母养其营，甘草养其卫。此方即人参白虎汤尔。

　　　　　　　　　　　　　　　　《医方考·卷之二·癍疹门第九》

人参、石膏、知母、甘草。暑月中热，汗出恶寒，身热而渴，脉虚者，此方主之。暑，阳邪也。中人则伤卫，卫虚则不能固表，故汗出且恶寒。表有暑邪，故身热。里有暑邪，故口渴。暑伤于气，故脉虚。经曰：壮火食气。故用人参、甘草以补气。石膏性寒味甘辛，寒则能除热，甘则能调胃，辛则能解肌，以其行清肃之令而除烦暑，得四方金神之象，故以白虎名之。用之者，经所谓折其郁气是也。知母滋阴益肾，《易》义曰：火炎则水干，故用知母以益水，经所谓滋其化源是也。

　　　　　　　　　　　　　　　　　《医方考·卷之一·暑门第四》

按语：2 种病证虽不同，但病机均为中焦有热而脉虚。一为胃热发斑脉虚，另一为暑邪中表中里而发汗恶寒脉虚。在胃热发斑谓之化斑汤，在暑邪中表中里则谓之人参白虎汤。名不同而实为人参白虎汤一方。

②润肠丸（即卷一伤寒门"脾约丸"）

润肠丸（即脾约丸）。麻仁（入百沸汤内泡浸一宿，次日曝干，砻之，粒粒皆完）十两，大黄（酒蒸）四两，杏仁（去皮尖，炒）一两二钱，芍药（酒炒）、枳实（麸炒）、厚朴（姜汁炒）各三两。胃强脾弱，不能四布津液润大肠，后便燥结者，此方主之。润可以去燥，麻仁、杏仁、芍药是也。苦可以胜燥，枳实、厚朴、大黄是也。

《医方考·卷之二·秘结门第十三》

麻仁（去壳）二升，芍药（炒）、枳实（麸炒）各半斤，厚朴（姜汤炒）、大黄（酒浸）、杏仁（去皮尖）各一斤。伤寒瘥后，胃强脾弱，约束津液不得四布，但输膀胱，致小便数而大便难者，主此方以通肠润燥。枳实、大黄、厚朴，承气物也。麻仁、杏仁，润肠物也。芍药之酸，敛津液也。然必胃强者能用之。若非胃强，则承气之物在所禁矣。

《医方考·卷之一·伤寒门第二》

按语： 方名不同而功效相同，病证有别而病机一致，均主治胃强脾弱所致便秘。在单纯秘结证时谓之"润肠丸"，在伤寒瘥后脾约证时谓之"脾约丸"。名不同但组成、功效一致。唯有剂量不同是方名不同的主要依据。

③回令丸（即卷二火门、咳嗽门"左金丸"）

黄连六两，吴茱萸一两，水煮少时，晒干，共末为丸。火噎膈者，此方主之。此左金丸也。曰回令者，黄连之苦能胜热，可以回其火令也。以吴茱萸之辛热佐之，取其反佐以从治尔。

《医方考·卷之三·噎膈门第二十六》

黄连（炒）六两，吴茱萸（汤泡）一两，二共为末，作丸。肝脏火实，左胁作痛者，此方主之。左，肝也。左金者，谓金令行左而肝平也。黄连乃泻心之物，泻去心火，不得乘其肺金，则清肃之令左行，而肝有所制矣。吴茱萸味辛热而气臊，臊则入肝，辛热则疏利，乃用之以为反佐。经曰：

佐以所利，和以所宜。此之谓也。

《医方考·卷之二·火门第八》

黄连六两，吴茱萸一两，汤泡。肝热，左胁痛，咳嗽，此方主之。左金者，黄连泻去心火，则肺金无畏，得以行金令于左以平肝，故曰左金。吴茱萸气臊味辛性热，故用之以为反佐。

《医方考·卷之二·咳嗽第十七》

按语："回令""左金"，虽名称不同，但所治之证病机相同，均为实火在肝，气机紊乱所致，或出现噎膈，或出现胁痛，或出现咳嗽，以黄连泻心火以令肺金行左而平肝火，吴茱萸以防黄连苦寒之性太过而反佐之。

④茵陈栀子大黄汤（即卷一伤寒门"茵陈蒿汤"）

茵陈一两，栀子三枚，大黄三钱五分。发黄，小便赤涩，大便秘结，此方主之。茵陈苦寒，能利黄疸。栀子泻火，屈曲而下，能疗小便之赤涩。大黄能攻大便之秘结。此众人所共知。大小既利，则湿热两泄，而黄自除矣。

《医方考·卷之四·五疸门第三十四》

茵陈蒿半两，栀子（炒）四枚，大黄（酒浸）三钱。伤寒，头汗出，渴饮水浆，小便不利者，身必发黄，此方主之。头汗出者，只是头有汗，跻颈而还皆无汗也。内有实热，故渴饮水浆。升降不交，故小便不利。湿热郁于中而不得越，故必发黄。经曰：大热之气，寒以取之，故用茵陈。苦入心而寒胜热，故用栀子。推除邪热，必假将军，故用大黄。又曰：茵陈、栀子能导湿热由小便而出，故用之。

《医方考·卷之一·伤寒门第二》

按语：两方名称不同，但组成相同，各药剂量略有不同，均治疗因湿热郁于中焦不得越而身发黄，小便不利等症。

⑤朱砂安神丸（即卷三虚损劳瘵门"安神丸"）

朱砂（水飞，另研）五钱，黄连（酒洗）六钱，生地黄一钱五分，炙甘草、当归各二钱五分。梦中惊悸，心神不安者，此方主之。梦中惊悸者，心血虚而火袭之也。是方也，朱砂之重，可使安神。黄连之苦，可使泻火。生芐之凉，可使清热。当归之辛，可使养血。乃甘草者，一可以缓其炎炎之焰，一可以养气而生神也。

《医方考·卷之五·惊悸怔忡门第五十》

黄连（酒润）一两五钱，朱砂（水飞）一两，当归（酒洗）、生地黄（酒洗）、炙甘草各五钱。二曰忧愁思虑伤心。心伤则苦惊喜忘，夜不能寐，此方主之。忧愁思虑，则火起于心，心伤则神不安，故苦惊。心主血，心伤则血不足，故喜忘。心愈伤，则忧愁思虑愈不能去，故夜不能寐。苦可以泻火，故用黄连。重可以镇心，故用朱砂。生地凉心，当归养血。炙甘草者，所以益脾，脾是心之子，用之欲其不食气于母故尔。

《医方考·卷之三·虚损劳瘵门第十八》

按语： 两方药物组成相同，但从药物剂量上看却有较大差别。相较而言，安神丸的药物剂量大于朱砂安神丸的药物剂量。从主治证候上看，安神丸主治因忧愁思虑而火起于心，耗损心血，证候表现为苦惊、喜忘和夜不能寐，证候为重；朱砂安神丸主治心血虚而心火盛，证候表现为能寐而梦中惊悸和心神不安，证候为轻。因此，安神丸的各药剂量大于朱砂安神丸的药物剂量。吴氏没有因两者剂量不同而方名不同做出说明。

（3）同名异方

与前面"同方异名"现象相比，该书中"同名异方"（即方名相同但药物组成存在差异）的现象更加严重，几乎每一卷均有。有前后卷同名异方的情况，也有与他人书籍方剂相较同名异方的情况。现举例如下：

①黄芪建中汤

与《金匮要略》原方比较，《医方考·卷之一·伤寒门第二》中少"生姜、大枣、饴糖"三味药。

虚劳里急，诸不足，黄芪建中汤主之。黄芪、桂枝（去皮）、生姜（切）各三两，芍药六两，甘草（炙）二两，大枣（擘）十二枚，胶饴一升。

《金匮要略·卷上·血痹虚劳病脉证并治第六》

黄芪、桂各一钱半，白芍药三钱，甘草一钱。伤寒，汗后身痛，脉迟弱者，此方主之。汗后身痛者，此由汗多耗损阴气，不能荣养筋骨，故令身痛。阳虚，故令脉迟。汗后，故令脉弱。黄芪、甘草之甘，补中气也，然桂中有辛，同用之足以益卫气而实表。芍药之酸，收阴气也，桂中有热，同用之足以利荣血而补虚。此方以建中名者，建立中气，使其生育荣卫，通行津液，则表不虚而身痛自愈矣。

《医方考·卷之一·伤寒门第二》

②桂苓甘露饮

与《黄帝素问宣明论方》中同名方比较，《医方考·卷之一·暑门第四》中少"甘草"一味。

一名桂苓白术散。一方甘草一两半。治伤寒中暑，胃风饮食，中外一切所伤，传受湿热内甚，头痛口干，吐泻烦渴，不利，间小便赤涩，大便急痛，湿热霍乱吐下，腹满痛闷，及小儿吐泻惊风。茯苓（去皮）一两，甘草（炙）二两，白术半两，泽泻一两，桂（去皮）半两，石膏二两，寒水石二两，滑石四两，猪苓半两。

《黄帝素问宣明论方·卷六·伤寒门》

茯苓（去皮）、泽泻各一两，滑石四两，白术（炒）、猪苓（去皮）、桂心（炒）各五钱，石膏、寒水石各二两。夏月引饮过多，小便不利，湿热

为患者，此方主之。三石所以清六腑之热，五苓所以利三焦之湿。河间此
方，诚治湿热之简捷者。张子和加人参、甘草，因其脉虚。干葛之加，解
其暑渴。木香之加，化其湿气。

《医方考·卷之一·暑门第四》

③参苏饮

在本书《医方考·卷之一·感冒门第三》和《医方考·卷之六·痘门
第六十九》中，均有"参苏饮"同名方，两者组成进行比较，前者多出
"木香、枳壳"二味药。

人参（去芦）、紫苏、半夏（制）、陈皮（去白）、茯苓（去皮）、木香、
枳壳（炒）、干葛、前胡（去芦）、桔梗、甘草各五钱。劳倦感冒，妊娠感
冒，并宜此方主之。感冒宜解表，故用紫苏、干葛、前胡。劳倦、妊娠宜
补里，故用人参、茯苓、甘草。乃木香、半夏、枳壳、桔梗、陈皮，所以
和利表里之气。气和则神和，神和则无病矣。

《医方考·卷之一·感冒门第三》

紫苏、陈皮、半夏、茯苓、干葛、前胡、桔梗各一钱，甘草五分，人
参七分。风寒壮热，体重头痛，痰嗽壅盛者，此方主之。风寒客于外，故
用紫苏、干葛以发表。痰嗽壅于内，故用半夏、前胡、桔梗、陈皮、茯苓
以安里。邪去之后，中外必虚，人参、甘草急固其虚。此则表和而痘易出，
里和而气不虚，表里无失，斯良剂矣。

《医方考·卷之六·痘门第六十九》

④龙胆泻肝汤

本书该方药物组成与《兰室秘藏》中不同，后世《医方集解》以及
《医宗金鉴·外科心法要诀》中组成也非取自该书。未能考证出本书文献
依据。

治阴部时复热痒及臊臭。柴胡梢、泽泻以上各一钱，车前子、木通以

上各五分，生地黄、当归梢、草龙胆以上各三分。

《兰室秘藏·卷下·阴痿阴汗门》

　　柴胡一钱，黄芩（炒）七分，五味子九粒，生甘草、山栀（炒黑）、知母（去毛，炒）、天门冬（去心）、麦门冬（去心）、黄连（炒）、人参、龙胆草各五分。谋虑不决，肝热胆溢，口苦热盛者，此方主之。

《医方考·卷之二·火门第八》

　　按语：同书《医方考·卷五·痿痹门第四十五》中的方名及组成与本方相同，主治肝气热，色青爪枯口苦，筋膜干而挛急之筋痿证。现代"龙胆泻肝汤"的组成多采用《医方集解》方。

　　⑤当归龙荟丸

　　与《丹溪心法》原方比较，多"青黛"一味，少"生姜汤下"。

　　治内有湿热，两胁痛。

　　草龙胆、当归、大栀子、黄连、黄芩各一两，大黄，芦荟半两，木香一钱半，黄柏一两，麝香半钱。

《丹溪心法·卷四·胁痛七十一》

　　当归（酒洗）、栀子（炒黑）、龙胆草（酒洗）、黄连（炒）、黄柏（炒）、黄芩各一两，木香一钱，麝香五分，大黄（酒浸）、青黛（水飞）、芦荟各半两。炼蜜，丸之。肝移热于肺而咳嗽者，此方主之。

《医方考·卷之二·咳嗽门第十七》

　　⑥温胆汤

　　与《备急千金要方》原方相同，与《三因极一病证方论》原方比较，少"茯苓""枣"二味。说明《医方考》收载"温胆汤"方源可能来自《备急千金要方》。

　　治大病后，虚烦不得眠，此胆寒故也，宜服温胆汤方。

　　半夏、竹茹、枳实各二两，橘皮三两，生姜四两，甘草一两。

右六味，㕮咀，以水八升，煮取二升，分三服。

《备急千金要方·卷第十二·胆腑》

半夏（汤洗七次）、竹茹、枳实（麸炒，去瓤）各二两，橘皮（去白）三两，甘草（炙）一两，白茯苓一两半。上为剉散。每服四大钱，水一盏半，姜五片，枣一个，煎七分，去滓，食前服。

《三因极一病证方论·卷之十·惊悸证治》

竹茹、枳实（麸炒）、半夏（制）、甘草各二两，陈皮（去白）、生姜各四两。胆热呕痰，气逆吐苦，梦中惊悸者，此方主之。

《医方考·卷之二·火门第二》

⑦消风散

与《外科正宗》原方比较，仅有"荆芥穗、蝉蜕、防风"相同，余皆不同。

治风湿浸淫血脉，致生疮疥，搔痒不绝，及大人小儿风热瘾疹，遍身云片斑点，乍有乍无并效。

当归、生地、防风、蝉蜕、知母、苦参、胡麻、荆芥、苍术、牛蒡子、石膏各一钱，甘草、木通各五分。

《外科正宗·卷之四·杂疮毒门》

荆芥穗、炙甘草、陈皮、厚朴（姜汤炒）、藿香、蝉退、人参、白僵蚕（炒）、茯苓、防风、芎藭、羌活。风热丹疹，此方主之。

《医方考·卷之二·瘢疹门第九》

⑧瓜蒂散

《医方考·卷之一·伤寒门第二》中"瓜蒂散"组成为：苦瓜蒂、赤小豆；本卷《哮喘门第十六》为：甜瓜蒂、大豆；《医方考·卷之四·五疸门第三十四》为：瓜蒂、赤小豆、淡豆豉。

苦瓜蒂（略炒）、赤小豆各五分。伤寒，胸中多痰，头痛者，此方吐之。

《医方考·卷之一·伤寒门第二》

甜瓜蒂七枚，为末。大豆煎汤调下五分。凡病齁齘，气塞不通者，此方三吐之。

《医方考·卷之二·哮喘门第十六》

瓜蒂、赤小豆、淡豆豉各五分。疸证，腹满欲吐，鼻燥脉浮者，宜以此方吐之。酒疸欲吐者同。

《医方考·卷之四·五疸门第三十四》

⑨红丸子

本书"卷之二·疟门第十"与"卷之四·伤食门第二十九"比较，前者多出"阿魏"一味药。

蓬莪术、京三棱（醋煮一伏时）各二两，胡椒一两，阿魏（醋化）二分，青皮三两。共为末，作丸，矾红为衣。疟疾，口亡五味，饮食腹痛膨胀者，名曰食疟，此方主之。

《医方考·卷之二·疟门第十》

京三棱（醋煮）、蓬莪术（醋煮）、陈皮（去白）、青皮（麸炒）各五两，干姜炮、胡椒各二两。共为末，醋糊为丸，如梧桐子大，矾红为衣，每服三十丸。伤寒冷之物，腹痛成积者，此方主之。

《医方考·卷之四·伤食门第二十九》

⑩鸡矢醴散

《素问》中"鸡矢醴散"仅有"鸡屎"一味，以酒煎服。此处多出"大黄、桃仁"两味，并以姜汤服下。

大黄（酒润）、桃仁（去皮尖）、鸡屎（白者，酒炒）等分。共为末，每服三钱，姜汤下。此方治血蛊良。

《医方考·卷之四·鼓胀门第三十七》

⑪ 麦煎散

《医方考·卷之四·盗汗门第四十三》中的"麦煎散"组成，与《医方考·卷之三·虚损劳瘵门第十八》中比较，仅有"石膏、甘草、（浮）小麦"相同，余皆不同。

知母、石膏、人参、白茯苓、赤芍药、滑石、葶苈、杏仁、地骨皮、麻黄根、甘草。共为末，浮小麦煎汤调下二钱。湿热内淫，肺病喘急，以致皮毛之气不充，令人盗汗，四肢烦疼，肌肉消瘦者，此方主之。

《医方考·卷之四·盗汗门第四十三》

鳖甲（醋炙）、柴胡、生地黄、大黄（煨）、常山、当归、赤茯苓、干漆（炒焦）、石膏各一两，白术、甘草各半两，小麦五十粒。有汗加麻黄根一两，共为末，每服三钱。少男、室女、孀妇郁劳，骨蒸内热，风血攻疰四肢者，此方主之。

《医方考·卷之三虚损劳瘵门第十八》

⑫ 越婢汤

与《金匮要略》原方比较，少"生姜、大枣"，多"白术、附子"。

风水恶风，一身悉肿，脉浮不渴，续自汗出，无大热，越婢汤主之。麻黄六两，石膏半斤，生姜三两，甘草二两，大枣十五枚。

《金匮要略·水气病脉证并治第十四》

石膏一两，白术半两，麻黄七钱半，附子半个，甘草二钱。脚气痛肿，寒热相搏，脉来沉细者，此方主之。

《医方考·卷之五·脚气门第六十》

⑬ 辛夷散

该方在《医方考·卷之五·鼻疾门第六十三》中的药物组成与同卷《医方考·头病门第五十五》中的组成比较，缺"南星、苍耳、酒芩"，多出"防风、木通、细辛、藁本、升麻、白芷、甘草"等药。

白芷一两，辛夷仁、苍耳子（炒）各二钱五分，薄荷五钱。共为末，食后葱汤下二钱。鼻渊者，此方主之。

《医方考·卷之五·鼻疾门第六十三》

辛夷、南星、苍耳、酒芩、川芎。头风，鼻塞者，此方主之。

《医方考·卷之五·头病门第五十五》

⑭ 化虫丸

与《太平惠民和剂局方》原方比较，多出"芜荑、使君子"二味药。

胡粉（炒）五十两，鹤虱（去土）五十两，槟榔五十两，苦楝根（去浮皮）五十两，白矾（枯）十二两半。

上为末，以面糊为丸，如麻子大。

鹤虱（去土）、胡粉（炒）、苦楝根（东引不出土者）、槟榔各一两，芜荑、使君子各五分，白矾（枯）二钱五分。肠胃中诸虫为患，此方主之。

《医方考·虫门第六十五》

⑮ 人参白虎汤

该方在《医方考·卷之六·痘门第六十九》中的药物组成与《医方考·卷之一·暑门第四》中的组成比较，多出"桔梗"一味药。

石膏三钱，人参、甘草、桔梗各一钱，知母二钱。里热渴甚者，此方主之。

《医方考·卷之六·痘门第六十九》

人参、石膏、知母、甘草。暑月中热，汗出恶寒，身热而渴，脉虚者，此方主之。

《医方考·卷之一·暑门第四》

⑯ 黄芩芍药汤

该方在《医方考·卷之六·痘门第六十九》中的药物组成与《医方考·卷之三·虚损劳瘵门第十八》中的组成比较，多出"升麻"一味药。

条芩、芍药、升麻等分，甘草减半。肠胃热泻者，此方主之。

《医方考·卷之六·痘门第六十九》

黄芩（炒）、白芍药（酒炒）、甘草各三钱。阴火载血上行，衄而不止者，此方主之。

《医方考·卷之三·虚损劳瘵门第十八》

⑰ **胶艾汤**

与《金匮要略》原方比较，多出"黄芪"，少了"芍药"。

师曰：妇人有漏下者，有半产后因续下血都不绝者，有妊娠下血者。假令妊娠腹中痛，为胞阻，胶艾汤主之。方：阿胶、芎䓖、甘草各二两，艾叶、当归各三两，芍药、干地黄各四两。

《金匮要略·卷下·妇人妊娠病脉证并治第二十》

熟地黄、艾叶、当归、川芎、炙甘草、真阿胶（炒成珠）各半钱，黄芪二分半。孕妇漏胎不安者，此方主之。

《医方考·卷之六·妇人门第七十》

（4）其他不足

除了上述较为突出的不足之外，该书尚存有其他的不足。如除了收载方剂内容外，还收载了介绍单味药物治疗、针灸治疗、按摩治疗以及其他非方剂的内容，还有一些带有当时迷信色彩的治疗方法等。这些内容的收入，与整体编写主旨不相吻合。

纵观《医方考》全书，尽管有些瑕疵，但其全面注解方剂的做法值得称道。由于后世汪昂编撰的《医方集解》在继承该书优点的基础上，扬长避短，更有创新，其一改古人按病证分类方剂的做法而采用按方剂功效进行分类的方法，避免了一方多处重复出现，多种解释的弊端；方解也多采用诸家之言，结合自我按语，更加全面地展示了各方剂功效及配伍规律；每个主方均说明来源，使方源有所考证。这可能就是后世多采用《医方集解》之说而对《医方考》有所忽略的原因所在。

（二）注释《素问》的成就

在吴崑的系列著作中，不难发现他是一位学识广博，倾心于医学经典研究的大家，尤其是对于《内经》的研究。吴崑以为《内经》"上穷天纪，下极地理，中悉人事，行之万世不殆，传之者直以列于三坟，自有医籍以来，兹其太上"，故十分看重此书，一生研治不辍。他不仅在《医方考》中灵活运用《内经》条文，结合临床实际驾轻就熟地阐释病证机理、方药，还在《针方六集》中发挥了九针的理论。不过这只是吴崑运用《内经》的部分成就，他研究《内经》的成果集中体现在注释《素问》上。

1.《素问吴注》的成书背景

在《素问吴注》之前，对《素问》进行整理、注解的重要人物大略有5家。第一家是南朝齐梁时的全元起，全元起的《素问》注已经亡佚，但有部分内容仍存于林亿等人校正的《素问》王冰注本中。第二家是杨上善，杨上善的生卒年代不详，有的说他是隋人，有的说他是隋唐之际人，还有的说他是唐人。杨上善撰《黄帝内经太素》，将《内经》分门别类重新编排，并且加以注解。第三家是唐朝的王冰，王冰对《素问》重分篇卷、重订篇目、重正讹误、重加注释，其注本直至今日仍是通行之本。第四家是北宋时代的林亿等人，林亿等人奉敕对王冰的《素问》注进行了校注并颁布天下。第五家是明代学者马莳，万历十四年（1586），马莳撰成《黄帝内经素问注证发微》，逐篇注解了《素问》。吴崑继上述5家之后，对《素问》进行了全面的注解。吴崑的《素问》注解大约成书于1594年。吴崑注解《素问》时，全元起注本和杨上善注本已经在本土失传，他又未见到已经出版的马莳注本，因此注解所用的底本为林亿等人校注的王冰注本。正因为如此，《素问吴注》亦为24卷，分卷同于王冰《素问》注本。

吴崑的《素问吴注》，书名向有不同称说。吴崑在《注黄帝内经素问序》中自称为《内经吴注》。《续修四库全书》子部第 980 册，影印天津图书馆藏明万历三十七年刻本，题为《黄帝内经素问》。清光绪二十五年绩溪程氏刻本题为《黄帝内经》。山东科学技术出版社 1984 年排印本题为《内经素问吴注》。安徽科学技术出版社 1995 年排印本《新安医籍丛刊·医经类》中亦题此名。中国中医药出版社 1999 年排印本《吴崑医学全书》，题为《素问吴注》。学苑出版社 2001 年排印本，题为《黄帝内经素问吴注》。诸家所题书名都有依据，但《素问吴注》最为简洁，因此我们在本书中采用此名。

吴崑注解《素问》，甚为用心。他对《素问》"释以一得之言"，并非泛泛说辞。书成，吴崑"欲悬书国门以博弹射"，可见他对自己撰写的《素问吴注》非常有信心。吴崑之所以用心注解《素问》，"释以一得之言"，主要有两个原因。第一个原因是他以为《素问》是治未病的书，是论道之书，必须倾心研究，方能在医学上登堂入室。吴崑在《医方考自序》中说："上医治未病，方无尚也，垂经论焉。经论，医之奥者。中医治已病，于是乎始有方。方，医之粗也，非其得已，视斯民之疾苦，故因病以立方耳。季世人，知医尚矣。习方，其简也。穷经，其烦也。乃率以方授受，而求经论者无之，舍斯道之奥，宝斯道之粗，安望其术之神良也。"上医以医经治未病，中医以医方治已病。后来之人因为研究医经费神耗力，往往劳而无功，所以究心于医方。医经是医学的形而上者，医方是医学的形而下者。为了能让人执方医病不致有误，吴崑撰写了《医方考》。此后，吴崑便倾心撰写他的《素问吴注》，以求登上医学殿堂的顶峰。为了能让人理解《素问》，吴崑力求以简明的语言阐述医道之奥。由于吴崑读书多，临床多，具有较深厚的学术积淀和临床体会，因此对《素问》所言生理、病机、脉法等有较深入的理解，注解比较符合临床实践。在民国年间出版的《安徽通志稿·艺文考》中对吴崑借注解《素问》以论形而上的医道，有较好的评价。此书说吴崑"又自以对病施治，乃始用方。圣人不治已病治未病，则《素问》诸论备焉。然而天有四气五运，人身有六节五脏，经脉有三部九候，变合有六微四失，无奈解者之纷纷也，无论离经叛义之徒以滋蠹，即彼此互有异同，亦颇难得所折衷，乃纂而定之，分二十四卷。指归既一，经乃大明"。

吴崑之所以用心注解《素问》，"释以一得之言"的第二个原因，是他对《素问》有特殊的感情，以注解《素问》为己任。吴崑所在的徽州有名山黄山，此山原名黟山，因传说黄帝与浮丘公、容成子在此采药、炼丹，唐明皇遂于天宝六年（747）敕令改黟山为黄山。吴崑颇以自己身处黄山而注释《黄帝内经素问》为荣，因此特意在自己撰写的《注黄帝内经素问序》后，署"书于黄山轩辕炉鼎之次"。由此可以看出，吴崑是把《素问》看作一种乡邦文献，他以注解《素问》，弘扬乡邦文化为己任。

新安宫廷医官江子振与吴崑交往深厚，医学切磋密切。万历二十二年（1594），江子振携礼部儒士方可学、吴自忠及太学生、邑庠生、儒生等22人，对吴崑的《黄帝内经素问吴注》进行最后的校阅工作。其中，江子振校阅第1卷，方可学负责校阅第2卷和第12卷，吴自忠负责校阅第7卷等。这为保证该书的学术质量起到了积极的作用。

2.《素问吴注》校勘、注解的思路

《素问吴注》校勘、注解的总体特点，就是借鉴了朱熹《四书集注》的校勘、注解体例和风格。

朱熹是中国南宋思想家，字元晦，号晦庵。徽州婺源（今属江西）人，出生于1130年9月15日。朱熹31岁时正式拜程颐的三传弟子李侗为师，专心儒学，成为程颢、程颐之后儒学的重要人物。他既继承二程的学说，又独立发挥，形成了自己的体系，后人称为程朱理学。朱熹在从事教育期间，对于经学、史学、文学、佛学、道教等以及自然科学，都有所涉及或

有著述，著作广博宏富。著有《四书集注》《诗集传》《楚辞朱熹集注》《四书章句集注》《周易本义》及后人编纂的《晦庵先生朱文公文集》《朱子语类》《朱子大全》等。1200 年 4 月 23 日，朱熹逝世。

《四书集注》是朱熹的代表著作。朱熹几乎用了毕生的精力整理"四书"。他在 34 岁时写成了《论语要义》，10 年后又写成《论语正义》，之后又写《论语集注》《孟子集注》《论语或问》《孟子或问》。60 岁时，他撰写《大学章句》《中庸章句》，之后还写了《大学或问》《中庸或问》。他于去世前 3 日还在修改《大学·诚意章》的注释。"四书"经过他的反复研究，颇为完整，条理贯通，无所不备。1190 年，朱熹知漳州，是年刊刻此书，称之为《四子》，后来称为《四书章句集注》，简称《四书集注》。

《四书集注》含《大学》1 卷、《中庸》1 卷、《论语》10 卷、《孟子》7 卷，是朱熹花费近 40 年心血成就的学术精品。此书在元代起被指定为科举考试的依据，作为选拔政府官吏的标准，读书人参加国家的各级考试，不能背离《四书集注》的观点，否则难以被录取。《四书集注》既是学术精品，又是科举考试的依据，这两个因素使得《四书集注》流传久远，广为人知。

《四书集注》显示了所谓不同于汉唐学术的"宋学"气象。在注释方式上，朱熹不同于汉唐学者的作风。汉唐学者注解经书，文字的训诂和名物的考证分量很重，做法烦琐。朱熹注释则打破传统注释的旧模式，简明通脱，新人耳目。他的注解，有的有文献根据，有的文献根据不多，也有的直抒胸臆，不要古代的文献根据，总体特点是既言之有证，对前人成说择善而从，又摆脱依傍，不受古人的束缚。他注重阐发"四书"中的义理，并往往加以引申和发挥，其意已超出"四书"之外。

由于《四书集注》是元明清三代科举考试的依据，士人因为参加科举考试的需要，必须反复揣摩，所以当时的士人无不对此书烂熟于心。这些士人在科举考试落榜之后，转而从医，特别是校勘、注解医经之时，必然会有意无意地借鉴《四书集注》的注解路数。吴崑在注解《素问》时，就全面借鉴了《四书集注》的校勘、注解路数。不仅如此，马莳的《黄帝内经素问注证发微》，张志聪的《黄帝内经素问集注》，也都不同程度地借鉴了《四书集注》的校勘、注解路数。正是《素问吴注》借鉴了《四书集注》的校勘、注解路数，所以张涛在《刻内经素问吴注》中，把吴崑注《素问》比作朱熹注《四书》。他说："或又曰《素问》之有注，自宋嘉祐开局，已刊正疑误，岂其始自吴生。吴生盖尝业儒矣，儒者六籍，皆紫阳衷裁其注疏，读者尊注必系之紫阳。吴生取《素问》各注，一其指归，故曰吴注，见吴生有功于《素问》也。"

《素问吴注》的校勘、注解体例基本上同于《四书集注》。

《四书集注》的《大学》《中庸》《论语》《孟子》，开头都有一篇朱熹撰写的序，吴崑亦在《素问吴注》卷首撰有《注黄帝内经素问序》，在一定意义上模仿了朱熹的序。吴崑在序中先是剖析了《素问》的价值及各家注释的优劣，辨章学术，考镜源流，而后叙述了自己撰写《素问吴注》的动机、经过及心得体会。

《四书集注》的《大学》《中庸》，开篇有朱熹撰写的极为简明的解题。吴崑的《素问吴注》亦仿之，为《素问》撰写了仅有一句话的解题。他说："五内阴阳谓之'内'，万世宗法谓之'经'，平日讲求谓之《素问》。"

《四书集注》为书中的各篇都撰写了解题。如《中庸》的解题说："中者，不偏不倚、无过不及之名。庸，平常也。"《学尔》篇的解题说："此为书之首篇，故所记多务本之意，乃入道之门、积德之基、学者之先务也。凡十六章。"与此相仿，吴崑亦在《素问吴注》中为《素问》的各篇撰写了解题。《素问吴注》各篇解题的特点详见下文"注释书名篇名"。

《四书集注》的注解，先用大字刊印《大学》《中庸》《论语》《孟子》的一句或数句经文，随后在经文下以小字刊印朱熹的注解，这种安排经文与注文的形式，使得经文与注文一目了然，且经文下紧接着就是注文，十分便于阅读。《素问吴注》也采用了这种注解形式。

《素问吴注》的校勘、注解风格基本上同于《四书集注》。

《朱子语类》卷第四十六载有朱熹的名言："解经当取易晓底句语解难晓底句，不当反取难晓底解易晓者。"虽然从汉代起，儒生解经往往流于烦琐考证，但朱熹不认为这是汉儒的本色，《朱子语类》卷第一百三十五便说"汉儒注书，只注难晓处，不全注尽本文，其辞甚简"。朱熹在《四书集注》中十分讲求以通俗易懂、简单明白的语言解经。如《论语集注》的"学尔"篇中第一章内分载于"子曰：学而时习之，不亦说乎""有朋自远方来，不亦乐乎""人不知而不愠，不亦君子乎"3句话下的注解便是如此：

学之为言效也。人性皆善，而觉有先后，后觉者必效先觉之所为，乃可以明善而复其初也。习，鸟数飞也。学之不已，如鸟数飞也。说，悦同。喜意也。既学而又时时习之，则所学者熟，而中心喜说，其进自不能已矣。程子曰："习，重习也。时复思绎，浃洽于中，则说也。"又曰："学者，将以行之也。时习之，则所学者在我，故说。"谢氏曰："时习者，无时而不习。坐如尸，坐时习也。立如齐，立时习也。"

朋，同类也。自远方来，则近者可知。乐，音洛。程子曰："以善及人，而信从者众，故可乐。"又曰："说在心。乐主发散在外。"

愠：纡问反，含怒意。君子，成德之名。尹氏曰："学在己，知不知在人，何愠之有！"程子曰："虽乐于及人，不见是而无闷，乃所谓君子。"愚谓及人而乐者顺而易，不知而不愠者逆而难，故惟成德者能之。然德之所以成，亦曰学之正、习之熟、说之深而不已焉耳。程子曰："乐由说而后得，非乐不足以语君子。"

我们再看《素问吴注》的第一篇《上古天真论》中的吴崑注，就不难发现他的注解亦如同《四书集注》，亦追求以通俗易懂、简单明白的语言解经，没有繁烦琐的考证。

夫上古圣人之教下也，皆谓之虚邪贼风，避之有时。夫，音扶。后同。此下二节，言上古圣人教民以保真之道。虚邪，谓八风从其冲后虚之乡来者，主杀害万物，故曰贼风。时，谓太乙徙宫，风雨应之之时也。恬澹虚无，真气从之，精神内守，病安从来？恬，音甜。澹，音淡。恬澹虚无，清净也。法道清净，精气内持，故其虚邪不能为害。是以志闲而少欲，心安而不惧，形劳而不倦，自此至故合于道，言上古之民从教以合道。内机息故少欲，外纷静故心安，物我两忘，是非一贯，起居皆适，故不倦也。气从以顺，各从其欲，皆得所愿。志不贪，故所欲皆顺，心易足，故所愿必从，以不异求，故无难得也。故美其食，顺精粗也。任其服，随美恶也。乐其俗，乐，音洛。去愿慕也。高下不相慕，其民故曰朴。心无所求，是心足也，心足则不恣于欲，是之谓朴。是以嗜欲不能劳其目，淫邪不能惑其心，目不妄视，故嗜欲不能劳。心与玄同，故淫邪不能惑。智愚贤不肖不惧于物，故合于道。人无有余，已无不足，心常泰然，故不惧于物而合于道。所以能年皆度百岁，而动作不衰者，以其德全不危也。执道者德全，德全者形全。

吴崑注解《素问》时，不仅在注解体例上借鉴了朱熹的《四书集注》，而且在注解风格上也极力向《四书集注》看齐，追求以通俗易懂、简单明白的语言解经，追求结合临床实际阐述医理，并且有相当的独创成分。虽然吴崑的注解不无缺失，但应当肯定《素问吴注》是一部受《四书集注》影响极深的《素问》注解文献，其中的注解自成一家。正因为《素问吴注》有其独特之处，所以张涛在他撰写的序言中由衷赞美说："圣人不治已病治未病，则《素问》诸论备焉。而天元有四气五运，人身有六节五脏，经脉有三部九候，变合有六微四失，无奈解者之纷纷也。无论离经畔义，徒以滋蠹。即四氏为轩岐颜闵，而各名其家，互有同异，得吴生纂而定之，指归既一，经乃大明。"

3.《素问吴注》校勘、注解的方法

《素问吴注》校勘、注解的具体方法和特点表现在 10 个方面，现逐一示例如下：

（1）校勘衍文

吴崑在《素问吴注》中，校勘了《素问》中的一些衍文。吴崑校出的衍文，只有少数得到了部分医家的赞同。如吴崑校删《天元纪大论》中的衍文"木火土金水，地之阴阳也，生长化收藏"，即得到了部分医家的赞同。与此相反，吴崑校出的衍文，相当部分并没有得到后来医家的接受。如：《皮部论》中的"络盛则入客于经，故在阳者主内，在阴者主出，以渗于内，诸经皆然"，吴崑将其改为"络盛则入客于经"，并出校语云："此下旧有云：'故在阳者主内，在阴者主出，以渗于内，诸经皆然'一十九字，与上文不相承，僭去之。"吴崑校删的衍文，张介宾的《类经》卷九没有依从，张志聪的《黄帝内经素问集注》卷之七亦没有依从。

吴崑校删《素问》衍文，有些地方与前代医家的校删成果相一致。如：《五常政大论》的"其病支废痈肿疮疡，其甘虫，邪伤肝也"，吴崑以为"其甘虫"为衍文，并在"邪伤肝也"下出校语曰："此上旧有'其甘虫'三字，衍文也。僭去之。"其实早在吴崑之前，刘完素即在《新刊图解素问要旨论》中删除了"其甘虫"三字，只是未出校语而已。吴崑的校删，或许是直接利用了刘完素的校勘成果，或许是与刘完素不谋而合。

（2）校勘阙文

吴崑校勘阙文，可以分为 2 类。

一是仅校出何处有阙文，但未补出阙文。如：《至真要大论》"阳明司天，清复内余，则咳衄嗌塞，心鬲中热，咳不止而白血出者死"下，吴崑出校曰："此条无主客之论者，阙文也。"

再如：《著至教论》"肾且绝，恍恍日暮，从容不出，人事不殷"，吴崑出校曰："此上必有诸经衰绝之候，盖阙之，今惟存肾绝一条尔。"

二是既校出有阙文，又补出阙文。《逆调论》的篇末一段，黄帝问了6个问题："人有逆气不得卧而息有音者，有不得卧而息无音者，有起居如故而息有音者，有得卧，行而喘者，有不得卧，不能行而喘者，有不得卧，卧而喘者，皆何脏使然？愿闻其故。"岐伯只回答了一、三、六问，"不得卧而息有音者，是阳明之逆也。足三阳者下行，今逆而上行，故息有音也。阳明者，胃脉也。胃者，六腑之海，其气亦下行。阳明逆，不得从其道，故不得卧也。《下经》曰：胃不和则卧不安，此之谓也。夫起居如故而息有音者，此肺之络脉逆也，络脉不得随经上下，故留经而不行。络脉之病人也微，故起居如故而息有音也。夫不得卧，卧则喘者，是水气之客也。夫水者，循津液而流也。肾者，水脏，主津液，主卧与喘也"。吴崑补第二问阙文曰："有不得卧而息无音者，阳明实也。阳明主肌肉，热盛于肌肉，故不得卧，然以经气不逆，故息无音也。"并且出校语："此条旧本阙，崑僭补此。"补第四问的阙文曰："有得卧，行而喘者，此阴气虚也，阴气虚，故得卧。行而劳其四支，则虚阳上逆，肺苦气上逆，是以喘也。"出校语："此条旧本阙，崑僭补此。"补第五问阙文曰："有不得卧，不能行而喘者，此肺与阳明病也。邪居于肺，肺布叶举，故不得卧，卧而喘。阳明行于足，阳明虚，则水谷之气居之，令足重而不能行。肺脉循胃口，胃中水谷之邪，循经上逆于肺，是为肺邪也，是不能行而喘也。"出校语："此亦崑所僭补者。"吴崑所补的3条阙文，虽然未必符合原始面貌，但却也不无一定的参考价值。

吴崑校补阙文亦有明显失误之处。如：《金匮真言论》的"触五脏"三字，吴崑将其改为"触于五脏"。实际上在古文中，述补结构不用介词"于"是常见现象。吴崑添加"于"字，虽使意思更加明白，但不免有画蛇添足之嫌。

（3）校勘错简

吴崑校勘错简，有校勘篇内错简和校勘篇外错简 2 种类型。

校勘篇内错简。如：《决死生论》"瞳子高者太阳不足，戴眼者太阳已绝。此决死生之要，不可不察也"下，吴崑注曰："此节旧在后文'以见通之'之下，僭次于此。"

校勘篇外错简。如：《痹论》中的"阴气者，静则神藏，躁则消亡，饮食自倍，肠胃乃伤"一段文字，吴崑以为与前后文意不属，因而移动至《生气通天论》内"肾气乃伤，高骨乃坏"句下，并出校曰："此五句，旧在《痹论》'上为清涕'之下，今次于此。"

（4）校勘讹文

《卒痛论》"厥气客于阴股，寒气上及少腹，血泣，在下相引，故腹痛引阴股"中的"在下相引"，吴崑改为"上下相引"，出校语云："旧作'在下相引'，崑改'上下'"。吴崑的校改，得到了程杏轩的赞同，他在《医述》卷十一中亦将"在下相引"改为"上下相引"。

《六元正纪大论》"厥阴所至为毛化，少阴所至为羽化，太阴所至为倮化，少阳所至为羽化"中，少阴少阳同为羽化，显系有误。吴崑改前"羽"字为"翮"，并且出注曰："翮，胡革切。鸟族所生。"吴崑的校改或许是受到了王冰注的启示。《素问释义》即据王冰注疑"羽化"本作"翮化"，"按王注上云'风生毛形，热生翮形'，则此'羽化'，疑本作'翮化'也"。

（5）校勘篇名

吴崑在《决死生论》下注云："决死生，辨决孰为死，孰为不死也。王太仆改为《三部九候论》，兹复古焉。"此处"复古"指恢复全元起本的篇名，全元起本的篇名作《决死生》。

吴崑在《卒痛论》篇名下注云："卒痛者，卒然而痛也。旧作举痛，误之矣，今从王注改此。"其实吴崑并非从王冰注改篇名《举痛论》为《卒痛论》，而是从新校正改篇名。新校正云："按全元起本在第三卷，名《五脏举痛》。所以名举痛之义未详。按本篇乃黄帝问五脏卒痛之疾，疑'举'乃'卒'字之误也。"

吴崑将《刺志论》改为《虚实要论》，出校记云："旧作《刺志论》，今以篇内之言无当，崑僭改为《虚实要论》。"

吴崑又将《经络论》改为《经络色诊论》，出校记云："旧无色诊二字，僭补此。"

吴崑校勘篇名的工作，有的被后人认可，有的则被后人否定。如《续修四库全书总目提要》（稿本）的《黄帝内经素问》提要评价为："《三部九候论》从全元起本改作《决死生论》，犹有所据；《刺志论》改作《虚实要论》，《经络论》增"色诊"二字，则出于自用。"

（6）注释书名篇名

《素问》的书名，全元起以为："素者，本也；问者，黄帝问岐伯也。方陈性情之源，五行之本，故曰《素问》。"意谓"素问"就是问素，即询问根本。新校正则曰："按《乾凿度》云：夫有形者生于无形，故有太易，有太初，有太始，有太素。太易者，未见气也。太初者，气之始也。太始者，形之始也。太素者，质之始也。气、形、质具，而疴瘵由是萌生，故黄帝问此太素，质之始也。《素问》之名义或由此。"意谓"素问"就是询问太素。全元起与新校正的说法比较玄虚，因此马莳便说："《素问》者，黄帝与岐伯、鬼臾区、伯高、少师、少俞、雷公六臣平素问答之书。"即"素问"就是"平素问答"的意思。古人给书籍命名崇尚质朴，如《灵枢》本来就命名为《九卷》，因此马莳对"素问"的解释，比起全元起和新校正的说法更令人信服。马莳之后，吴崑与之不谋而合，他注释《素问》书名说："五内阴阳谓之'内'，万世宗法谓之'经'，平日讲求谓之《素问》。"吴崑的解释与马莳的解释不谋而合,有异曲同工之妙。继马莳、吴崑之后,张介宾也说:"平素所讲问,是谓《素问》。"现代学者亦有不少人认为马莳、吴崑、张介宾的解释合理。

吴崑不仅注解了《素问》书名,而且注解了《素问》内各篇的篇名。

吴崑注解《素问》篇名或从概括篇旨的角度来切入。如注《上古天真论》曰:"此篇言保合天真,则能长有天命,乃上医治未病也。"

或纯注篇名由来。如注《金匮真言论》曰:"金匮,帝王藏书者也,范金为之。真言,至真之言,见道之论也。"

或既注篇名由来,又兼释篇旨。如对《宣明五气》篇名注云:"宣,发也。五气,木火土金水也。言五气有入、有病、有并、有恶、有液、有禁、有发、有乱、有邪、有藏、有主、有伤、有应,是篇皆发明之。"

(7)注释字音

《上古天真论》"昔在黄帝,生而神灵,弱而能言,幼而徇齐,长尔敦敏,成而登天"下,吴崑注曰:"徇,徐闰切。长,上声。"

《上古天真论》"务快其心,逆于生乐"下,吴崑注曰:"乐,音洛。"

上述例证中,"徇,徐闰切"是用反切方法注音。"长,上声"是注出该字的声调;长是多音字,点明该字的声调,也就提示了该字的读音的意义。"乐,音洛"是用同音字注音。吴崑在注音时不拘一格,旨在以注明字音为目的。

(8)注释词语

吴崑注释词语分为注释通假字、古今字关系,注释专有名词、普通词语和成语典故,注释中医专业词语3类。

①注释通假字、古今字关系

《四气调神大论》:"道者,圣人行之,愚者佩之。"吴崑注曰:"佩,与悖同,古通用。"吴崑的注释是说明佩与悖之间为通假关系。

《长刺节论》: "小者深之，必端内针为故止。" 吴崑注曰: "内，纳同。" 吴崑的注释是说明内与纳之间为古字与今字的关系。

②注释专有名词、普通词语和典故

《上古天真论》曰: "昔在黄帝，生而神灵，弱而能言，幼而徇齐，长而敦敏，成而登天。" 吴崑注释其中的专有名词、普通词语和成语典故曰: "黄帝，有熊国君少典之子，姓公孙，以土德王，故称黄帝，都轩辕之丘，故称轩辕。神灵，智慧也。弱，始生百日之称。徇，从善无我也。齐，与善为人也。敦，笃也。敏，达也。帝铸鼎于鼎湖山，鼎成而白日升天，群臣葬衣冠于桥山，墓今犹在。" 其中黄帝为专有名词，神灵、弱、徇、齐、笃、敏是普通词语，登天是典故，吴崑都对他们进行了简明的注释。

③注释中医专业词语

吴崑注释中医专业词语注重用语直白具体，浅显易懂。例如《咳论》"五脏各以其时受病，非其时，各传以与之"中的"时"，王冰注为: "时，谓王月也。非王月则不受邪，故各传以与之。" 吴崑则直白具体地表述为: "如春时肝用事，则肝先受邪，若是寒邪，则传以与肺。"

（9）注解句意

吴崑注重用直白简明的语言来注解句意。《调经论》"形有余则腹胀，泾溲不利"，王冰注曰: "实则腹胀，泾溲不利。泾，大便。溲，小便也。" 吴崑注曰: "泾，水行有常也。溲，溺溲也。泾溲不利，言常行之小便不利也。" 吴崑用直白简明的语言摆出自己与王冰不同的观点: 泾溲不利这句话的意思就是小便不利。

吴崑还注重在注解句意时阐隐发微。《诊要经终论》曰: "冬刺俞窍于分理，甚者直下，间者散下。" 王冰的注解仅简略地说: "直下，谓直尔下之。散下，谓散布下之。" 吴崑注释曰: "甚者直下，言病气甚，则直刺而下，不必按而散其卫气也。若少差而间者，则以指按之，散其表气而后下针，不得直刺而伤乎卫气也。"吴崑对"甚者直下"的解释不仅深入浅出，还阐隐发微，表述了"甚者直下"的内在含意。

（10）注解章旨

吴崑注解章旨，往往在叙述比较详细的旧注基础上，以一句话加以概括。

《宝命全形论》曰："帝曰，何如而虚？何如而实？"王冰注曰："言血气既伏如横弩，起如发机，然其虚实岂留乎而可为准定耶？虚实之形，何如而约之？"吴崑则以一句话概括："问治虚实之定法。"

吴崑注解章旨时，如果旧注比较简略，则注意引而申之。

《厥论》曰："阳明之厥，则癫疾欲走呼，腹满不得卧，面赤而热，妄见而妄言。"王冰只详细介绍了阳明脉的起始与循行部位，至于阳明之厥的症状、病机未提及。吴崑则引申阐释了阳明之厥的症状、病机。他说："阳明，胃脉也。邪气并入于胃腑则邪气实，故为癫疾欲走而呼。其脉循腹里，故令腹满。胃不和则卧不安，此不得卧之义也。阳明之脉行于面，故面赤而热。阳盛则神明内乱，故妄见而妄言。"

（三）针灸学研究成就

吴崑不但熟谙药物与方剂，且穷心研习历代针学著作，擅长针灸，娴熟地注释《素问》中有关针灸的经文且独具匠心，晚年时将毕生在针灸方面的研究心得，结合历代典籍论述、医家歌赋，写成《针方六集》，在针灸学上造诣颇丰。

1. 训解《标幽赋》

《标幽赋》为北宋窦默以赋的形式所著的针灸类著作。吴崑在"讨论针方，研究今古"时读到该书，倍加推崇，认为令其"神识通贯"，于是将其内容进行训释并编入其《针方六集》之中，作为第二集，冠名为"开蒙集"，以作"童蒙之心启"。

该集列有 93 条原文，吴崑均做了训解。现举该集几则典型训解案例如下。

（1）"总则"条文的训解举例

①窦默："春夏瘦而刺浅，秋冬肥而刺深。"吴崑对该条注释道："春夏气浮于表，故云瘦；秋冬气沉于里，故云肥。"吴崑将原文中的肥瘦二字从人体之气随四季气候的不同而有表里之别进行训解，不同凡响，使读者从肉体肥瘦层面上升至气之表里层面去理解，进而更好地理解在春夏之季行针宜浅，秋冬之季行针宜深的道理。

②窦默："不穷经络阴阳，多逢刺禁。"吴崑注解道："知病在经在络，为阴为阳，则万举万当。不明经络阴阳，妄施针治，则虚实失宜，刺家所禁。"

吴崑告诫针者须明疾病之所在经络，辨明阴阳虚实方可施针治疗。

③窦默："既论脏腑虚实，须向经寻。"吴崑注解为："知脏腑何者为虚，何者为实，各有所主经穴，宜寻其邪由，而施针治。"脏腑经络实为相联，欲知脏腑虚实则从经络所受邪由加以判断，方可进行施针治疗。

④窦默："要识迎随，须明逆顺。"吴崑解释为："手足三阴三阳，经络传注，周流不息，逆顺不同，针法有迎随补泻，要识针法迎随，须明经络逆顺。"

经络传注指的是气血传注，气血在手足三阴三阳之间按顺序传注者为顺，受外邪侵扰而逆乱者为逆。针法之迎随在于遵循气血在经络之中的顺传顺注；针法之补泻则在于遵循气血在经络之中的虚实。

⑤窦默："八脉始终连八会，本是纪纲。"吴崑先对"八脉始终连八会"做了解释，认为"此复言八法八穴通于奇经八脉，与之始终，是为八会"，这是"针家纪纲，诸经变病，不能出其范围也"。对曾有人认为"八会者，血会膈俞，气会膻中，脉会太渊，筋会阳陵泉，骨会大杼，髓会绝骨，脏

会章门，腑会中脘，谓之八会"的说法进行了否定，认为是"言似是而实非，有何始终连属？悖甚悖甚！"吴崑在此给出自己了关于奇经八脉连于八会的解释，即认为窦氏之文义为八法八穴始终连通于奇经八脉，是针家之纪纲。并进一步认为通常解释八会的观点忽视了八脉与八会的连通关系而与实际意义不符，不足以信服。

⑥窦默认为"十二经络十二原，是为枢要"。吴崑进一步解释道："言取十二经别走之络，及十二经真气游行之原，是为枢机要法，守约施博之道也。"此句强调十二经及其络脉以及其中所行气血之原穴在针刺方面的重要性。

⑦窦默认为"一时取十二经之原，始知要妙"。吴崑解释"原"为"三焦之气所游行者也"。因此，"用针者，以候气为要妙。"又进一步阐释"候气之法"为"子时在手少阴，原曰神门。丑时在手太阴，原曰太渊。寅时在手少阳，原曰阳池。卯时在手阳明，原曰合谷。辰时在手太阳，原曰腕骨。巳时在手厥阴，原曰大陵。午时在足少阴，原曰太溪。未时在足太阴，原曰太白。申时在足少阳，原曰丘墟。酉时在足阳明，原曰冲阳。戌时在足太阳，原曰京骨。亥时在足厥阴，原曰太冲"。之所以要知晓候气取针之法，是因为"气穴广矣，独以此为生气之原，按时取刺，知要妙乃尔"。

此为窦氏依据经络气血"子午流注"原理，言医者依此取十二经之原施针，可达事半功倍的疗效。吴崑之注进一步说明了十二经对应十二时辰的穴位，使医者更加明了窦氏之文的含义。

（2）"释穴"条文训解举例

①窦默："天地人三才也，涌泉同璇玑百会。"吴崑注释"涌泉穴"的取穴位置以及该穴的功用主治，其曰："涌泉二穴，在足心，屈足蜷指缝中，与大指本节平等是穴。主持三焦诸疾。"并举《史记》中齐北王阿母患热厥，足下热，仓天刺足下立愈的例子，认为仓天所刺"足下"之穴，就

是涌泉穴。又注解"璇玑穴"位置及功用主治，"在天突下一寸陷中，主胸膺诸疾"。最后注解"百会穴"的位置和功用主治，指出"百会穴"，"一名三阳五会，在顶中央，用草齐前后发际，量折当中是穴，手足三阳、督脉之会，主诸阳百病"。最后认为窦默所言"三才"，是"主上、中、下周身之疾"。

吴崑将涌泉、璇玑、百会3穴的所在位置进行了准确的描述，交代了这3穴的主治证候，并以《史记》记载的典型案例加以佐证，既形象又易记。最后自然地导出此3穴上至头顶百会、中至胸膈璇玑、下至脚底涌泉，犹如天、人、地三才之象，从而类比为三才的结论。令人明了和信服。

②窦默："上中下三部也，大包与天枢地机。"吴崑将"大包穴""天枢穴"和"地机穴"的位置分别进行了解释，即"大包二穴，直腋下六寸，为脾大络，布胸胁，出九肋及季胁端，别络诸阴，总统阴阳，由脾灌五脏。天枢二穴，夹脐两旁各二寸，胃脉所发，大肠募也。地机二穴，足太阴郄，穴在膝下五寸。"并说明这3穴"皆脾胃所发，主中宫气血、脾胃诸疾"。

（3）"治则"条文训解举例

①窦默："拘挛闭塞，遣八邪而去矣。"吴崑注释道："手足拘挛，经隧闭塞，八风之邪所为也。宜用针汗之，遣去八风之邪。"吴崑注解手足拘挛闭塞之证为八风之邪所为，治则为"用针汗之"，从而祛八风之邪。

②窦默："寒热痹痛，开四关而已之。"吴崑首先是对于窦默所言"四关"的概念进行了注释："四关，乃十二经别走之络，为阴阳表里交通隘塞之地，在于四末，如往来之关隘，故曰四关。"接着分析"寒热痹痛"的病机为："言为寒为热，为痹为痛，皆四关闭塞所致。"故而治则为"宜开通四关而已之"。吴崑的注释，着重解释了"四关"的含义，并进一步指出寒热痹痛实为四关闭塞所致，开四关即是开关隘以使经络气血顺畅，从而去除寒热痹痛。

③窦默："定脚处，取气血为主意。"吴崑注："立定主意，气病调气，血病取血。调气用迎随补泻，取血则出凝结之血而已。盖甚血不去，留之于经，则成病痹故也。"吴崑的注释之义为针刺原则：气病调气，用迎随补泻之法；血病取血，出凝结之血。由此则不可成痹。

④窦默："下手处，认水土，作根基。"吴崑注释"水土"为"水谓肾，土谓脾"，注释"根基"为"肾水不亏者，如树之有根；脾土不败者，如室之有基"。"水土""根基"的重要性就在于"虽枝叶披离，垣墙颓败，犹能建立"，如果"肾亏脾败，是无根基"，"不足以施针治也"。

（4）"释义"条文训解举例

①窦默："岂不闻脏腑病，而求门海俞募之微。"吴崑对"门""海"作注释为："门，谓五门，十二经之井荥俞经合也。谓之门者，以本经之气由之出入也。海，谓四海，髓海、气海、血海、水谷之海也。谓之海者，以其涵蓄者大也。"海与脏腑腧穴的关系为："胃为水谷之海，其输上在气街，下在三里。冲脉为十二经之海，其输上在大杼，下出于巨虚之上下廉。膻中为气之海，其输上在于柱骨之上下，前在于人迎。脑为髓之海，其输上在于其盖，下在风府。"至于"俞"和"募"以及与脏腑腧穴的关系，吴崑注释为："俞，谓肺俞、包络俞、心俞、肝俞、胆俞、脾俞、胃俞、三焦俞、肾俞、大肠俞、小肠俞、膀胱俞。募，谓肺募中府、心募巨阙、肝募期门、脾募章门、肾募京门、胃募中脘、胆募日月、膀胱募中极。谓之募者，脏腑之气于此召募也。"指出窦默之意为"凡脏腑病者"，宜求之"门海俞募之微"。吴崑在此对原文中的"门""海""俞""募"的内涵进行了详细的注释，使原文之义昭然可观。

②窦默："经络滞，而求原别交会之道。"此处说到的"原""别""交""会"等，不经注释，后人读之十分费解。吴崑对于此句中隐晦的文义进行了详细的注释，其曰："原，谓十二经之原，三焦之气所

游行者也。肺之原太渊、包络之原大陵、肝之原太冲、脾之原太白、肾之原太溪、心之原兑骨（即神门也）、胆之原丘墟、胃之原冲阳、三焦之原阳池、膀胱之原京骨、大肠之原合谷、小肠之原腕骨。五脏无原，以俞为原也。别，谓十二经别走之络，为阴阳表里往来之关也。手太阴别走阳明者为列缺，手阳明别走太阴者为偏历，手少阴别走太阳者为通里，手太阳别走少阴者为支正，手厥别走少阳者为内关，手少阳别走厥阴者为外关，足太阳别走少阴者为飞扬，足少阴别走太阳者为大钟，足阳明别走太阴者为丰隆，足太阴别走阳明者为公孙，又为漏谷，足少阳别走厥阴者为光明，足厥阴别走少阳者为蠡沟。交者，谓两脉交贯也，左右相交，如人中、承浆；前后相交，如阳交、阴交是也。会者，谓二经、三经、四经、五经共会于一穴也。"接下来，吴崑又详细地将头、面、耳、颈、肩、胸、胁、腹、背、手、足各部位所会一一做了阐释，其曰："在头部者，神庭为督脉、足太阳、少阳之会，禁不可刺。本神为足少阳、阳维之会。头维亦足少阳、阳维之会，禁不可灸。百会为督脉、足太阳所会。风府为督脉、阳维之会。临泣为足太阳、少阳、阳维之会。目窗、正营、承临、脑空，皆足少阳、阳维之会。率谷、曲鬓、浮白、窍阴、完骨，皆足太阳、少阳之会。风池为足少阳、阳维之会。"

"在面部者，会厌为手少阳、足阳明之会。悬厘为手足少阳、阳明之会。阳白为足少阳、阳维之会。睛明为手足太阳、足阳明之会。瞳子髎为手足太阳之会。承泣为阳跷、任脉、足阳明之会。颧髎为手少阳、太阳之会。迎香为手足阳明之会。巨髎为阳跷足阳明之会。水沟为督脉、手足阳明之会。地仓为阳跷、手足阳明之会。承浆为足阳明、任脉之会。"

"在耳部前后者，上关为手少阳、足阳明之会。下关为足阳明、少阳之会。禾髎、听宫为手足少阳、手太阳之会。角孙为手足少阳、手阳明之会。翳风为手足少阳之会。"

"在颈部者，廉泉为阴维、任脉之会。"

"在肩部者，肩井为足少阳、阳维之会。巨骨为手阳明、阳跷之会。天髎为手少阳、阳维之会。肩髃为手阳明、阳跷之会。臑俞为手太阳、阳维、阳跷之会。秉风为手阳明、太阳、手足少阳之会。"

"在胸部者，天突为阴维、任脉之会。"

"在腋胁者，天池为手厥阴、足少阳之会。"

"在腹部者，上脘为任脉、足阳明、手太阳之会。中脘为手太阳、少阳、足阳明、任脉之会。下脘为足太阴、任脉之会。阴交为任脉、冲脉之会。关元、中极为足三阴、任脉之会。曲骨为足厥阴、任脉之会。会阴为任脉别络，督脉、冲脉之会。幽门、通谷、阴都、食关、商曲、肓俞、中注、四满、气穴、大赫、横骨，皆冲脉、足少阴之会。期门为太阴、厥阴、阴维之会。日月为足太阴少阳之会。腹哀、大横皆为足太阴、阴维之会。府舍为足太阴、阴维、厥阴之会。冲门为足太阴、厥阴之会。章门为足厥阴、少阳之会。维道为足少阳、带脉之会。居髎为阳跷、足少阳之会。"

"在背部者，大椎为足太阳、督脉之会。大杼为手足太阳之会。风门为督脉、足太阳之会。附分为手足太阳之会。"

"在手部者，手三阴，独鱼际为诸阴络之会。手三阳，独臂臑为手阳明络之会。"

"在足部者，三阴交为足太阴、少阴、厥阴之会。巨虚上廉为足阳明与大肠合。巨虚下廉为足阳明与小肠合。悬钟为足三阳络。"吴崑强调了当经络气血壅滞不畅时，应从这些原、别、交、会之处入手治疗。

③窦默："更穷四根、三结，依标本而刺无不痊。"吴崑诠释四根、三结、标本本义："诸经根于四末，谓之四根。结于面部、胸部、腹部，谓之三结。"并指出："先病者为本，后病者为标。"治病施针明了经络四根与三结以及疾病先后标本，则病无不痊愈。

④窦默："但用八法、五门，分主客而针无不效。"吴崑在注释这句原文时认为，窦氏所言"八法"为"公孙、内关、临泣、外关、后溪、申脉、列缺、照海"等八穴之法，而非一般认为的的"八法"；"五门"是指经气出入门户的"井、荥、俞、经、合"五输。当经络气血流注于经时，该经之"八法"穴位则为主，配合治疗所取的他经之穴则为客，"五门"有母子先后，也符合主客原则。施针时明了上述医理则无不取效。

⑤窦默："原夫补泻之法，非呼吸而在手指。"吴崑认为"呼吸之法，古人补泻恒用之"。也就是"补者呼纳针，候吸引针；泻者吸尽纳针，候呼引针"，关键点不是在呼与吸上，而是在施针者手指的动、退和纳的手法的运作来进行补泻。呼吸只是在行针中与手指动、退、纳的配合而已。

⑥窦默："速效之功，要交正而识本经。"吴崑认为"交正"指的是"十二经别走交会正经之蹊径，络脉是也"。而所谓"本经"，则指的是"受邪之经"。针刺受邪之经，则"功效速矣"。

⑦窦默："微针与分刺相通。"吴崑对"微针"和"分刺"的解释是："微针者，刺微邪之针方，不伤大经者也。经曰：刺微奈何？曰：按摩勿释，着针勿斥，移气于不足，神气乃得复。又曰：我将深之，适人必革，精气自伏。皆刺微邪之针方也。九针之内，如镵针、锃针，皆此妙义。"而"分刺"则是"刺分肉之间，不犯大经，恐伤经气也"。因此，从两法均为不伤经气角度上看，"二法虽殊，义相通也"。

（5）"刺法与主治"条文训解举例

①窦默："交经缪刺，左有病而右畔取。"吴崑注释为："交经者，刺法与经脉左右相交也。"也就是《内经》所云"身有痛处而经不病者，行缪刺法"。"左病刺右，右病刺左，胸腹病刺四肢"是"缪其处也"。之所以必须这样针刺，是因为"络病而经不病故也"。引经据典，训解得当。

②窦默："泻络远针，头有病而脚上针。"吴崑注释："凡缪刺之法，皆

是泻络。泻络者远病而针，如头有病而脚上针，乃其道也。"较好地解释了缪刺是适用于络病经不病之法，是以远病位而泻络脉之邪的施针方法。

③窦默："巨刺与缪刺各异。"吴崑将"巨刺"与"缪刺"各自适应证的不同做了进一步的解释。其认为"巨刺，刺大经也"，凡"痛在于左而右脉病者，则巨刺之。邪客于经，左盛则右病，右盛则左病"。还有另一种为"左痛未已而右脉先病"的情况，"如此者必巨刺之"，这一定是邪气"必中其经，非络脉也"。缪刺之法的适应证是络病而经不病，身痛为络脉而经脉不病，以缪刺泻络脉之邪。

④窦默："必准者，取照海治喉中之闭塞。"吴崑对这句原文的解释为"此泻络远针之法也"。也属于缪刺之法。而"照海，肾经所发，肾脉循喉咙，故主喉中闭塞"。

⑤窦默："端的处，用大钟治心内之呆痴。"吴崑注释道："大钟，足少阴络，别走太阳者。少阴肾脉，其支者络心，注胸中，故主心内呆痴。""此亦远刺法也。"也属泻络之邪缪刺法。

⑥窦默："胸胀咽痛，针太冲而必除。"吴崑注释道："太冲，足厥阴肝脉所发，肝脉上贯肝膈，布胁肋，循喉咙之后，故主胸胀咽痛。"此为远刺法，也属于缪刺之法。

⑦窦默："脾痛胃疼，泻公孙而立愈。"吴崑注释针刺公孙穴治疗脾痛胃疼的关系。其曰："公孙，足太阴脾脉所发，别走阳明者。其经属脾络胃，故主脾痛胃疼。"此法也属于远刺法。

⑧窦默："胸满腹痛，刺内关。"吴崑认为针刺内关穴治疗胸满腹痛证的内在关系为："内关，手厥阴心主脉所发，别走少阳者。其经历络三焦，故主胸腹痛。"这也是远刺法的一种运用。

⑨窦默："筋挛骨痛而补魂门。""体热劳嗽而泄魄门。"对于这2句原文，吴崑总结其均是巨刺法的具体运用。具体到针刺补魂门穴治疗筋挛骨

痛证，其注释道："魂门，足太阳经所发，肝之部也。肝主筋，肝病而筋挛骨痛者宜取之。"对针刺泻魂门治疗体热劳嗽证的注释为："魄门，足太阳经所发，肺之部也。肺主气，肺病而体热劳嗽者宜取之。"此巨刺法也。

⑩吴崑对窦默所云"阴交阳别，而定血晕"的注释为"阴交，脐下一寸之阴交，足三阴、任、冲所会。阳别，即阳交，一名别阳，足少阳所发，在外踝上七寸，为阳维之郄，斜属三阳分肉间"。在这两穴上留针，可使"任脉之虚阳不起，少阳上升之气归原"，因此"可以定血晕"。这属于经刺法。

⑪吴崑对窦默所云"阴跷阴维，而下胎衣"注释为"阴跷谓照海，足少阴肾脉所发。阴维谓内关，手厥阴心主所发。经脉传注，以次相及，足少阴注手厥阴，一定之序也。肾系胞胎，刺照海则胞胎之气泻而不固，刺内关则所谓迎而夺之也"。指出在阴跷和阴维，也即照海和内关施针，可泻足少阴肾经和手厥阴心经之气而下胎衣。此法属于络刺法。

⑫吴崑针对窦默所说"痹厥偏枯，迎随俾经络接续"的注释为"痹、厥、偏枯"，是因为"风寒湿三者为邪，留于经络"，导致"经络不得接续而成病"。施针者，须"察病属于何经，须迎而夺之以去其邪，随而济之以补其正"，从而使"病去而气血复矣"。针对痹、厥和偏枯之病，审明邪在何经何络，采取对应的迎泻随补针法，使经络气血得以接续，达到邪去病除之疗效。

⑬针对窦默所云"崩漏带下，温针使气血依归"之句，吴崑注释为："崩漏带下，乃气血虚寒所致，法宜温针补之，使气血依归，则崩漏带下之疾去矣。"

以温针治疗因气血虚寒所致之崩漏带下病，如用温热之药治疗气血虚寒之证。

（6）"禁忌"条文训解举例

①吴崑对窦默所云"慎之，大凡危疾，以脉不顺而莫针"注释道："病人色脉相生者吉；色脉相克者凶，不可更施针治。"指出施针者应注意病人色与脉象之间的生克关系，不可盲目施针。

②针对窦默所说"寒热风阴，饥饱醉劳而切忌"，吴崑的注释为"寒热风阴，天气之乖和也；饥饱醉劳，人气之乖和也"这两种情况均是不宜针刺，提示气候异常及人体在饥饱醉劳状态下皆不宜施针的禁忌。

③窦默云："望不补而晦不泻，弦不夺而朔不济。"吴崑的解释为："人身营气，与太阴同其盈亏。故当其盈而补，是谓重实，令人络有留血；当其亏而泻，是谓重虚，令人益困。"

"望"指每月月圆之日；"晦"指每月最后一日；"弦"指月中分，有上弦和下弦之分；"朔"指每月月初。窦氏以月之盈亏之象代指人体营气之盈亏。吴氏进一步明确解释为注意不可犯"虚虚实实"之忌，即本已盈实而进补，谓重实；本已亏虚而施泻，谓重虚。

④窦默云："精其心而穷其法，无灼艾而坏其肌。"吴崑曰："脉证为寒、为积、为气虚胃弱者，宜灼艾。为风、为火、为热、为血虚者，不宜灼艾。"提示风、火、热、血虚者禁用艾灸之法。

⑤吴崑对窦默所云"正其理而求其原，免投针而失其位"解释道，"病有理有原，必正其理，求其原，何者宜针经，何者宜针络。不然，投针失位无益也"。

提示施针须知医理，茫然投针必失其位。

⑥针对窦默提到的"避灸处而和四肢，四十有六"中的具体穴位和部位进行了详细的列出："中心、中肺、中肝、中脾、中肾、中膀胱、中胆、中膈、跗上、阴股、面中、客主人、脑户、膝髌、郄中、膺中、气街、太渊血、缺盆、乳房、乳中、云门、脐中、少阴血、鸠尾、神庭、颅息、左

角、人迎、足下中脉、石门、伏兔、会阴、脊髓、承筋、肘内陷、然谷、横骨、青灵、五里、眶上陷、面承泣、三阳络、关节液出、腋胁内陷、孕妇三阴交。"使窦默所说不宜施灸的46穴和部位具体化，便于学者学习和掌握。

⑦吴崑又对窦默所提的"禁刺处而除六俞，三十有二"，进行了具体的罗列，其曰32穴为"头维、承光、脑户、下关、殷门、丝竹空、人迎、承泣、脊中、乳中、气街、白环俞、渊液、经渠、鸠尾、四白、阳关、石门女子禁、天府、伏兔、瘈脉、哑门、风府、地五会、素髎、睛明、迎香、禾髎、颧髎、心俞、气冲、阴市"。使读者更加明了。

（7）"医案"训解举例

①吴崑对窦默所举案例"抑又高皇抱疾未瘥，李氏刺巨阙而得苏"进行了进一步的解读，其曰："高皇，金之高皇。李氏，今不能考。巨阙，心之募也，主五脏气相干、卒心痛、尸厥。"并说明此法属于巨刺之法。

②吴崑对窦默所云"太子暴死为尸厥，越人针维会而得醒"中的"维会"穴进行了考证，其曰："太子，虢太子。越人，卢医秦越人也。史称，虢太子病尸厥，扁鹊为之刺三阳五会，有太子苏，则百会穴也。此云维会，则非百会。《针经》云：脐中，一名维会，谓扁鹊当时取此穴耳。盖人之生，尝以此穴受母之气，刺家能取此穴，调其厥逆，使之冲和，亦何嫌于刺哉。脐中为是，古之神良，固未尝以禁刺胶鼓也。"认为扁鹊救治虢太子所刺之穴为维会而非后世所言之百会穴，并进一步考证认为此处的维会应为《针经》所言的脐中穴。

③窦默所言案例，往往言简意赅，但作为一般读者和学习的人又不能全解其义，如其曰"肩井、曲池，甄权刺臂痛而复射"，读者往往不知甄权所治为何病，又是为何人治病的案例。于是，吴崑即详解其义，此案例为甄权治"鲁州刺史库狄嵚"的风痹之证，取肩井、曲池2穴针刺，之后，

库狄嵌即能"援弓引射"。并说明这是经刺之法。吴崑的诠释，使读者既明了了案例的事迹，又明白了针刺医理。

另一个案例是说华佗刺悬钟、环跳 2 穴，使蹩足之证者能立行。但其中针刺医理却未说明。吴崑于是进一步对此案例做了医理上的诠释。其曰："悬钟为络刺，环跳为经刺，皆足少阳经所发，足少阳为甲木，故主风，能治跻蹩足。"

2. 提出五门主治

在《针方六集》卷二中，吴崑根据《内经》《难经》的五输理论，将脏腑辨证与经络辨证有机结合，演绎成五脏六腑十二经脉的五输主病，即按五脏六腑十二经脉分别取五输穴的五门主治说。这里的五门，指十二经脉的井、荥、输、经、合穴，因其流注气血，开合如门户而名。又"以十二经分主日时，六十六穴周而复始，循环无已"，此被称之为"子午流注"。"当其时谓之开，非其时谓之阖。阳病用阳日阳时，阴病用阴日阴时，又有五行相生之义，因其功行一昼夜而始备"，又称之为"大周天针法"。这是古时的针方，"以之驱邪，无邪不去；以之调气，无气不调"。

（1）归纳十二经井荥输原经合关系

①井荥输经合、五行、五脏与腧穴对应关系

井（木）：所出，对应的脏（腧穴）关系为，肺（少商）、肾（涌泉）、肝（大敦）、心（少冲）、脾（隐白）、包络（中冲）。

荥（火）：所流，对应的脏（腧穴）关系为，肺（鱼际）、肾（然谷）、肝（行间）、心（少府）、脾（大都）、包络（劳宫）。

输（土）：所注，对应的脏（腧穴）关系为，肺（太渊）、肾（太溪）、肝（太冲）、心（神门）、脾（太白）、包络（大陵）。

经（金）：所行，对应的脏（腧穴）关系为，肺（经渠）、肾（复溜）、肝（中封）、心（灵道）、脾（商丘）、包络（间使）。

合（水）：所入，对应的脏（腧穴）关系为，肺（尺泽）、肾（阴谷）、肝（曲泉）、心（少海）、脾（阴陵泉）、包络（曲泽）。

吴崑在此将十二经的"井荥俞经合"五门与五行、五脏和对应的腧穴之间的所出、所流、所注、所行、所入的关系加以归纳与总结，更加有利于临床实践。

②井荥输原经合、五行、六腑与腧穴的关系

吴崑又归纳和总结了五门、五行与六腑（腧穴）之间的对应关系，使人明了五门在所出、所流、所注、所过、所行、所入方面与五脏的不同之处。

井（金）：所出，对应的腑（腧穴）关系为，大肠（商阳）、膀胱（至阴）、胆（窍阴）、小肠（少泽）、胃（厉兑）、三焦（关冲）。

荥（水）：所流，对应的腑（腧穴）关系为，大肠（二间）、膀胱（通谷）、胆（侠溪）、小肠（前谷）、胃（内庭）、三焦（液门）。

输（木）：所注，对应的腑（腧穴）关系为，大肠（三间）、膀胱（束骨）、胆（临泣）、小肠（后溪）、胃（陷谷）、三焦（中渚）。

原：所过，对应的腑（腧穴）关系为，大肠（合谷）、膀胱（京骨）、胆（丘墟）、小肠（腕骨）、胃（冲阳）、三焦（阳池）。

经（火）：所行，对应的腑（腧穴）关系为，大肠（阳溪）、膀胱（昆仑）、胆（阳辅）、小肠（阳谷）、胃（解溪）、三焦（支沟）。

合（土）：所入，对应的腑（腧穴）关系为，大肠（曲池）、膀胱（委中）、胆（阳陵泉）、小肠（小海）、胃（三里）、三焦（天井）。

（2）概述《难经》五门主治

吴崑认为，井荥输经合五门主治具体总括是，"井主心下满，荥主一身热，俞主体重节痛，经主喘咳寒热，合主逆气而泄"。其取穴法如："假令得弦脉，病人善洁，面青，善怒，此胆病也。若心下满当刺足窍阴（井），身热刺侠溪（荥），体重节痛刺足临泣（俞），喘咳寒热刺阳辅（经），逆气而泄刺阳陵泉（合），又总取丘墟（原）。假令得弦脉，患者淋溲难，转筋，四肢满闭，脐左有动气，此肝病也。若心下满当刺大敦（井），身热刺行间（荥），体重节痛刺太冲（俞），喘咳寒热刺中封（经），逆气而泄刺曲泉（合）。"对五门主治的理论，吴崑根据五行学说进行了阐发。他说："以上五门主治，古针方也。盖以阳井金，阴井木，所以主治心下满者。金病则贲郁，木病则不得条达，故令心下满也。阳荥水，阴荥火，水病则阴亏，火病则益炽，故令身热。阳俞木，阴俞土，木主筋，筋根于节，土主肉，肉附于体，故令体重节痛。阳经火，阴经金，火乘于金则病喘嗽，金火相战，金胜则寒，火盛则热，故主咳嗽寒热。阳合土，阴合水，水败则火失其制而作气逆；土败则水失其防而洞泄，故主逆气而泄。此五门主治之义也。"

吴崑针对《难经》五门主治内容和特点进行了阐释，为后世正确理解其内涵做出了贡献。

3. 主张针药并重

（1）针药同理

针刺与药物是中医治疗的重要手段。但由于种种原因，人们往往重方药而轻针灸。吴崑在深入研究《内经》的基础上，对针灸与药物2种疗法进行比较，在《针方六集·旁通集》中系统地阐发了"针药二途，理无二致"的观点与内涵。

①针药无二致

吴崑认为，药物与针刺看似是2种不同的治疗方法，实际理是相同的。药物有汗、吐、下、温、凉、补的功效，针刺也有这6种功效。提示世人要顿悟其中的道理，"方入妙境"。

②针药兼有

吴崑认为，虽然药物"有气有味，有厚有薄，有升有降，有阴有阳"，并且有"入肝、入心、入脾、入肺、入肾之殊，为木、为火、为土、为金、为水之异"，而针刺也"有浮有沉，有疾有徐，有动有静，有进有退"，也有"刺皮、刺脉、刺肉、刺筋、刺骨之殊，取井、取荥、取俞、取经、取合之异"，但是"针药二途"，实则"理无二致"。用不同针刺手法可达到药物阴阳升降作用的效果，取井荥输经合，刺皮脉肉筋骨与药物酸苦甘辛咸分别治疗五脏疾病的机理是一致的。

③针药正治

吴崑认为，针刺与药物对于疾病的正治与反治的道理也是相通的。"用药之道，升降浮沉则顺之，寒热温凉则逆之"，医理上都是正治；"用针之道，正经自病则巨刺，正经不病则缪刺"，针理上也是正治。

④针药因病而用

吴崑认为，针刺与药物在治疗疾病时的治疗策略，都是因病之轻重缓急而定。虽然"药有轻剂、重剂、平剂、调剂"，但均"因病而为之轻重"；针刺虽然也有"巨刺、缪刺、微刺、分刺"，但也是"因病而为之浅深"。

⑤针药各有长短优劣

吴崑认为针药各有所长，也各有所短，"必两者通明而时出之，始为全技"。药物自《神农本草经》的 365 种药物，发展至明代《本草纲目》的 1892 种，不可谓不多。而针则仅有 9 种，相较于药物，不可谓不少。但是在临床上，又往往是"穷年积岁"之疾，"饮药无功"，"一遇针家施治，危者立安，卧者立起，跛者立行"，这就是药虽多但有所不及，而针虽少而能起效，是药有所长但有所短之处的写照。然而针在泻方面可以发挥作用，但在补方面却不如药物的作用大，这是针有其长也有其短的实情。又如"败血积于肠胃，留于血室，血病于内者，必攻而去之，药之所长，针不得而先之也。败血畜于经隧，结于诸络，血病于外者，必刺而去之，针之所长，药不得而先之也"。因此，两者在临床上是需要各取所长而避其短。

⑥针药作用相符、治同

吴崑认为针与药的作用也是相符的。"药有单方,一药而主一病。""针有特刺,一穴而主一病。"当"用药寒之而不寒"时,则"饮之寒水",而"用针刺热病"时,也是"先饮以寒水";当"用药温之而不热"时,"则用乌附"治之,遇到此种情况,针刺也是用"燔针灼艾"治之。不仅如此,在治则上往往也是相同的。用药治则为"热者寒之,寒者热之,实者泻之,虚者补之,陷下者升之",而针刺治则是"热则疾之,寒则留之,实则迎之,虚则随之,陷下则灸之"。"针药异途,治则同也。"

⑦针药自然之理相通

吴崑认为药物治疗利用的是药物的自然性能,而针刺也是利用经络腧穴的自然属性来治病的。"药之升阳者皆汗,沉阴者皆下,甘温者皆和,苦者皆涌泄,淡者皆渗利,辛者皆散,酸者皆收,咸者皆润。""刺家补太阳、阳明则汗,泻阳明、太阴则下,调少阳、厥阴则和,补阴维则涌逆,泻阴跷则渗泄,摇动皆散,静留皆收,引而致之皆润。"两者均据自然之理。

吴崑把针刺手法与方药作用形象地进行了分析。他说:"动退空歇迎夺右,皆泻也,犹方之青龙、白虎、陷胸、承气,有泻而无补也。推纳进搓随济左,皆补也,犹方之益气、养荣、八珍、十全,有补而无泻也。"他还从审气、保元、方药配伍、炮炙与穴位配合、取法与刺法、用药剂型与用针刺法、用方大小与刺穴多少等方面进行比较,说明针药同理。用药必须审气,辛热、辛温、辛凉,气之殊也;用针亦必须审气,经气、邪气、谷气,气之殊也。"病态千端,候气施治。""药家必审而用之。""针家必审而用之。""用药以元气为重,不可损伤。""用针亦以元神为重,不可轻坏。""方必君臣佐使,药必精良炮炙。""穴有阴阳配合,则君臣佐使也;穴得其正,则精良也;刺合于法,则炮炙也。""药有小方(一药主一病)不足以去病,故立重方。重方者,二方、三方合而一之也,此犹合纵连衡,用众之兵也。针有特刺（一穴主一病）不足以去病，故主群刺。群刺者，原、别（络）、根、结，合而刺之也。"

（2）针方功效同于药方

吴崑在《针方六集》卷二的"八法针方"、卷四的"揆八法"中，总结了八法针方配伍使用的作用与同样的病用药治疗的同效性。

①对于冲脉、足太阴脾经、阴维脉、足阳明胃经和手厥阴心包经的胃与心胸诸病证，宜刺左右足公孙、左右手内关4穴，因"公孙二穴，在足大指内侧本节后一寸白肉际，足太阴络，别走阳明者……通乎奇经之冲脉；冲脉起止并足少阴，循腹里，从肺出络心，注胸中，故主胃与心胸诸疾"。而"内关二穴，在手臂内两筋之间，去掌后横纹二寸，手心主络，别走少阳者……通乎奇经之阴维脉；阴维者，维持腹内六阴之脉也。手心主之脉，起于胸中，出属心包络，下膈，历络三焦，故亦主胃与心胸诸疾"。因此，"取此四穴，针气一行之后"，可使经气通行，三焦快然，疾去内和。吴崑曾经"例之泻心、凉膈、大小陷胸、调胃承气诸方者，以验之者素也"。验证了同一疾病用汤药治疗与针刺公孙、内关4穴同样的作用与功效。

②对于带脉、足少阳胆经、阳维脉和手少阳三焦经及足少阳半表半里诸疾，宜刺足少阳胆经左右足临泣、手少阳络脉左右手外关4穴，因"临泣二穴，在足小指次指本节后外侧，筋骨缝陷者中，足少阳胆经之所注也"。而"外关二穴，在腕后二寸，两骨间陷者中，手少阳络，别走手心主者"。又"四穴者，主手足少阳半表半里诸疾"，因此，"针气一行之后"，可使中外皆和，营卫流畅。吴崑"尝例之三化、双解、大小柴胡、通圣、温胆诸方，信非谬矣"。也证明了取公孙、外关4穴的针刺功效与使用药方治疗作用具有相同性。

③对于督脉、足太阳膀胱经、阳跷脉和手太阳小肠经诸疾，可以针刺后溪、申脉4穴，因"后溪二穴，在手小指本节后一寸，横纹尖上陷中，

拳而取之，手太阳脉所注……言后溪通乎督脉"。而"申脉二穴，在足外踝下陷中，容爪甲许……申脉为阳跷所生"。通过针刺此4穴，可使经气通行，上下交通，大汗如注，则表邪尽去。吴崑"尝例之麻黄、桂枝、葛根、青龙，信不虚矣"。即针刺后溪、申脉4穴所取得的效果与药方治疗效果一致。

④对于任脉、手太阴肺经、阴跷脉和足少阴肾经诸疾，宜刺列缺、照海4穴，因"列缺二穴，去腕一寸五分，两手交叉，食指点到处是穴，当筋骨罅中，手太阴之络，别走阳明者……会乎任脉而行于肺系"。而"照海二穴，足少阴肾经所发，在足内踝骨下一寸白肉际，阴跷脉所生……少阴肾脉所发，少阴肾脉循喉咙，系舌本"。通过针刺此4穴，可使经气通行，四脉通调，肺膈安和，喉咙清利。吴崑"尝例之三黄、二母、二冬、犀薄甘桔诸方者，以验之者非一日也"，从而多次证明针刺此4穴有与药方治疗相同的作用。

吴崑以其临床实践验证了针刺与药方之间所具有的相同作用，证明了针药同理的观念。

4. 扬《标幽赋》"八法"

吴崑在《开蒙集》注《标幽赋》中，明确指出八法即是"公孙、内关、临泣、外关、后溪、申脉、列缺、照海八穴之法"。而非他人所注之"循而扪之，切而散之，推而按之，弹而怒之，抓而下之，通而取之，动而伸之，推而纳之"8种不同的操作方法。吴崑对八法的评价甚高，认为"窦公所指八法，开针家一大法门，能统摄诸病，简易精绝，岂若是之粗陋哉"。若"刺家但主八法，随证加针，不过五七孔穴，无难去之疾矣！"且吴崑在该书中反复强调由于八法八穴通于奇经八脉，故乃针家经纲，而诸经变病，不能出其范围。但是，经脉有十二数，奇经八脉仅为八数，又如何能全权统摄呢？对此，吴崑亦做出了明确解释，即虽然其"在手部不及阳明大肠经及少阴心经，在足部不及厥阴肝经者，非缺也，列缺本络手阳明，心主犹之乎心，又肝肾之邪同一治，皆不及之及也"。也就是说，列缺通任脉、手太阴肺经、手阳明大肠经；内关通阴维脉、手厥阴心包络，然心主为心之外卫，故亦应通于心；肝肾同源，照海通阴跷脉、足少阴肾经，亦应通于足厥阴肝经。另外，对足阳明胃经虽未提及，但也可以从列缺之理类推。即公孙通冲脉、足太阴脾经，为脾之络穴，故亦应和足阳明胃经相通，亦即"不及之及"之意也。

5.归纳"八法"主治病证

吴崑在卷二"八法主治"中，将 8 个腧穴两两配伍主治证候进行了归纳和总结。方法为"先刺主证之穴，随病左右上下所在取之"，使八法临证更有针对性。

（1）公孙 2 穴配合内关 2 穴，主治 27 种病证

以公孙为主穴，配伍内关，可以主治"九种心痛，痰膈涎闷，脐腹痛胀，胁肋疼痛，产后血迷，气膈食不下，泄泻不止，疟气疼痛，里急后重，伤寒结胸，水膈酒痰，满闷呕吐，腹胁胀痛，肠风下血，脱肛不收，气膈，食膈不下，食积疼痛，癖气食癖，酒癖，儿枕痛血块，腹鸣，血刺痛，小儿泻，泻腹痛，胸中刺痛，疟疾心痛"。

（2）内关 2 穴配合公孙 2 穴，主治 25 种病证

以内关为主穴，配伍公孙，可以主治"中满不快，伤寒结胸，心胸痞满，吐逆不定，胸满痰膈，腹痛，泄泻滑肠，酒痰膈痛，米谷不化，横竖痃气，小儿脱肛，九种心痛，胁肋痛，肠鸣，妇人血刺痛，积块痛，男子酒癖，膈心下痞痛，气膈食不下，腹胁胀痛，肠风下血，伤寒不解，里急后重，食膈食不下，痰疟寒热"。

以上 4 穴主次配伍，治疗冲脉、足太阴脾经、阴维脉、足阳明胃经和手厥阴心包经的胃与心胸诸病证。

（3）临泣 2 穴配合外关 2 穴，主治 25 种病证

以临泣为主穴，配伍外关，可以主治"足跗肿痛，手足麻，手指颤掉，赤眼冷泪，咽喉肿痛，手足挛急，胁肋痛，牙齿痛，手足发热，解利伤寒，腿胯痛，脚膝肿痛，四肢不随，头痛肿，头顶肿，浮风瘙痒，身体肿，身体麻，头目眩晕，筋挛骨痛，颊腮痛，雷头风，眼目肿痛，中风手足不举，耳聋"。

（4）外关 2 穴配合临泣 2 穴，主治 27 种病证

以外关为主穴，配伍临泣，可以主治"肢节肿痛，臂膊冷痛，鼻衄，手足发热，眉棱中痛，指节痛不能屈伸，手足疼痛，产后恶风，伤寒自汗，头风，四肢不遂，筋骨疼痛，迎风泪出，赤目疼痛，腰背肿痛，眼肿，伤寒表热，手足麻痛无力，破伤风，手臂痛，头风掉眩痛，头项痛，盗汗，目翳隐涩，产后身痛，腰胯痛，雷头风"等以手少阳三焦经病证为主，兼有足少阳胆经及相关经络的病证。

以上 4 穴主次配伍，共治带脉、足少阳胆经、阳维脉和手少阳三焦经诸疾。

（5）后溪 2 穴配合申脉 2 穴，主治 24 种病证

以后溪为主穴，配伍申脉，可以主治"手足挛急，急足颤掉，头风痛，伤寒不解，盗汗不止，中风不语，牙齿痛，癫痫吐沫，腰背强痛，筋骨痛，咽喉闭塞，颊腮肿痛，伤寒项强痛，膝胫肿痛，手足麻，眼赤肿，伤寒头痛，表汗不解，冲风泪下，破伤风搐，产后汗出恶风，喉痹，脚膝腿痛，手麻痹"。

（6）申脉 2 穴配合后溪 2 穴，主治 25 种病证

以申脉为主穴，配伍后溪，可以主治"腰背强痛，肢节痛，手足不遂，伤寒头痛，身体肿满，头面自汗，癫痫，目赤肿痛，伤风自汗，头风痒痛，眉棱痛，雷头风，手臂痛，臂冷，产后自汗，鼻衄，破伤风，肢节肿痛，

腿膝肿痛，耳聋，手足麻，吹奶，洗头风，手足挛，产后恶风"。

以上 4 穴主次配伍，共治督脉、足太阳膀胱经、阳跷脉和手太阳小肠经诸疾。

（7）列缺 2 穴配合照海 2 穴，主治 31 种病证

列缺为主穴，配伍照海，治疗的病证有"寒痛泄泻，咽喉肿痛，妇人血积败血痛，牙齿肿痛，小肠气撮痛，死胎胎衣不下，胁癖痛，吐唾脓血，咳嗽寒痰，疝气，食噎不下，脐腹撮痛，心腹痛，肠鸣下痢，痔痒漏血，心痛温痢，产后腰痛，产后发狂，产后不语，米谷不化，男子酒癖，乳痈肿痛，妇人血块，温病不瘥，吐逆不止，小便下血，小便不通，大便闭塞，大便下血，胃肠痛病，诸积为患"。

（8）照海 2 穴配合列缺 2 穴，主治 27 种病证

以照海为主穴，配伍列缺，主治的病证有"喉咙闭塞，小便冷痛，小便淋涩不通，膀胱气痛，妇人血晕，胎衣不下，脐腹痛，小腹胀满，反胃吐食不纳，肠澼下血，酒癖，中满不快，泄泻，食不化，肠鸣下痢腹痛，难产，妇人血积，儿枕痛，呕吐，酒积，疝气，气块，酒痹，气膈，食劳黄，足热厥，大便不通"。

以上 4 穴主次搭配，治疗任脉、手太阴肺经、阴跷脉和足少阴肾经诸疾。

在使用以上诸法针刺治疗过程中，吴崑强调，除了"先刺主证之穴，随病左右上下所在取之"外，还应"仍循扪导引，按法祛除"。"如病未已，必求配合孔穴，兼施处治。"在施针过程中，"须要停针，待气上下相接，快然无所苦，而后出针"。

6. 修《金针赋》

《金针赋》始载于徐凤的《针灸大全》，其中提出了烧山火、透天凉、青龙摆尾、白虎摇头等复合针刺手法，对后世影响较大。吴崑认为《金针

赋》虽不失为关于针刺手法的重要文献，但亦存在谬失之处。东垣著《内外伤辨惑论》，救认证之谬，丹溪作《局方发挥》，救用方之失，吴氏仿之，著"修《金针赋》"，附于《针方六集·旁通集》。

（1）纠正"赋传补泻"观点

吴崑针对《金针赋》中补泻之法，男女、左右、胸背、早晚不同之说提出质疑，他说："补泻之法，经有随济迎夺，推纳动伸之论，至善至当。独奈何男子者大指进前左转为补，退后右转为泻？提针何以为热？插针何以为寒？男女何以各异？左右何以相殊？胸背何以更别？早暮何以背驰？"这些都是不知道"男女无二道，左右无二理，胸背无二因，早暮无二法"。吴崑进一步以药物之理反驳此说。即"假令谬妄者曰：人参补男而泻女，巴豆泻左而补右，芩连凉胸而热背，桂附朝温而暮寒，不知人亦信乎"。以常理驳斥了臆测之说。

（2）驳斥"赋传左捻气上右捻气下"观点

吴崑对于《赋》中记载"左捻气上，右捻气下"的观点进行了驳斥。吴崑说："不知此法施之于左乎？施之于右乎？左右胸背，男女早暮，亦复相异乎？借曰相异，则与前法乱矣！借曰无异，则与前说悖矣！"吴崑还认为，候息以通经接气之说缺乏理论依据。他说："盖人禀阴阳太少之气不等，有针方落穴，不待旋转而气即行，病即去也；有纳针之后，百搓千捻，竭其手法，而气方行，病方去者；有出针之后，经气始行，病始去者。良以阴阳太少虚实不同，故令功验亦早暮不等。"

（3）纠正"飞经走气四法"观念

《金针赋》中主张以"青龙摆尾""白虎摇头""苍龟探穴""赤凤迎源"4法，使"过关过节，催运经气"。吴崑认为此4法所依据的指导思想，"不出《素问》'摇大其道'一句，谓摇大孔穴之道，令病邪出之易耳"。但是以此4法即谓"飞经走气"，是错误的。吴崑认为之所以如此，可能是因为"摇泄孔穴，经气大虚，为麻为痒，随经而见"，便误以为是"飞经走气"。其实，"经气流行，无一息之停，特为病邪作实，滞塞不通，因而为患。针家摇大其道，泄去病邪，通其滞塞"，病人"稍觉麻酸，或随经而汗"，是"经气复通，而四体康矣"，因而"谓之通经接气则当，谓之飞经走气则愚"。以4法施治，是因为"病邪久留关节，故以指循环其间，按摄其上，爪搔其经，切掐其陷"，"其循摄爪切，皆所以散沉痼之邪"，犹如"兵家搜山穷穴之技也"。

（4）阐释"烧山火""透天凉"等"八法"之意

对于《金针赋》关于"烧山火"是"治顽麻冷痹，先浅后深，用九阳而三进三退，慢提紧按，热至紧闭，插针除寒"，吴崑认为，烧山火是"回阳之针方也"。之所以称之为"烧山火"，是因为"顽麻冷痹"为虚寒之证，"先浅后深，推而纳之"，为"补之类也"。又由于"针之搓捻者疾也，疾则生热，喻之钻燧，疾则生火也。慢提紧按，有鼓橐之象，有如针下生热，则所鼓者，如大块之鼓熏风，四大皆热"，因此谓之"烧山火"。其适应于"气血未败之夫"，若是"尫羸气弱"，则不如"投以甘剂，继之灼艾"为妥。

对于"透天凉"，吴崑认为此为"生阴之针方也"，是针对"肌热骨蒸"之证。而"肌热，阳盛也；骨蒸，阳邪乘虚至骨而蒸也"。因而"先深后浅"之法，是"引而出之"，属于"泻之类也"。"针之搓捻"是"徐"之体现，而"徐则生和，喻之扬汤，徐能止沸也"。"紧提慢按，亦鼓橐之象。有如针下清和，则所鼓者，如大块之鼓清风，四大皆清"，因而称之为"透天凉"。施针之时，必须注意"徐徐细细""欲和而不欲躁急"，此法适应于"外邪致病者"，如果是内生虚热之证，必"佐以益阴之剂为宜"。

关于《金针赋》所言"阳中隐阴"之证，表现为"先寒后热"，治疗以"浅而深之，以九六之法"。吴崑解释为，所谓"先寒后热"，是"邪气先并于里，则先寒；后并于表，则后热"。"浅而深之"是"由浅入深"，属于"补之类"。"先九后六"，则是"先补后泻"之法。

对于"阴中隐阳"之证，吴崑认为是以法言之，对于出现的"先热后寒"采用先泻后补的原则，运用"深而浅之，以六九之方"治之，吴崑解释为，"邪气并于表，则先热，后并于里，则后寒"。"深而浅之"是"由深出浅"，属于"泻之类"。而"先六后九"，则是"先泻后补"之法。

针对"子午捣臼"之法的含义，吴崑解释为，"阳生于子，阴生于午，丹家用此二时，捣和药物于窝臼之中，欲诸品调匀，法以千杵为率"。而"水蛊膈气"之证，是"阴阳愆和之所致"。"用针落穴之后，调摄阴阳二气，使之均匀"。《金针赋》所言"针行上下，九入六出，左右转之"，是使"气血均调"，犹如"子午捣臼，调匀药物"，达到阴阳平和，则水蛊膈气之证自除。

对于"进气"之法的含义，吴崑认为，"进气，进阳气也"，此法是针对"走注疼痛，阴邪壅塞为患"之证。"动者为阳，故无问左与右，九与六，皆可以住痛移疼"，也足以"冲壅去塞"。

而所谓的"留气"，吴崑认为是"留阳气也"。是针对因"阴寒所凝"之"痃癖癥瘕"证。而所谓的"刺七分，直插针，气来深刺，提针再停"等，均是"聚阳气以胜之"之理。

对"抽添"之说，吴崑认为"丹家有抽添之说，谓抽减其魄，添增其神，渐次成丹"。《金针赋》言此为治疗"瘫痪疮癞"之法，以"取其要穴，使九阳得气，提按搜寻，大要运气周遍，扶针直插，复向下纳"等，是"欲针气回阳倒阴，渐次就安"。

对于《金针赋》，吴崑既有肯定，又有否定与修正。"修《金针赋》"的目的是对其中缺乏理论依据，与临床实际不符之处予以修正。对全赋大多数合理的部分，吴崑予以肯定，并为之作注或批曰："此妙。"由于吴崑等医家对《金针赋》的修正与完善，使《金针赋》中烧山火、青龙摆尾等传统针刺手法得以继承并广泛运用，而补泻分男女、早晚、上下不同等缺乏理论依据的不合理部分得以摒弃，促进了刺法的学术发展。

7. 推广九针的应用

吴崑在《灵枢·九针十二原》篇对于九针形态、适应证论述的基础上，着重发挥了九针的临床应用。他在《针方六集·尊经集》指出：镵针应浅刺，有泻邪热的作用，主治头身的热性病，员针以其针锋圆如卵，揩摩分肉之间，以泻其邪气，用以治疗分肉之间的病症。鍉针其针尖圆而微尖，不刺入皮肤，以针头按摩经脉，以达疏通经络恢复正气之功效，治疗经脉有病兼有气虚者。锋针可刺络放血，具有泻热邪之功用，用于治疗热毒痈疡或经络久痹之顽固疾病。铍针可刺破患肤，以排脓血，治疗痈疽化脓之疾患。员利针用治"痈肿暴痹"。毫针具有"正气固之，令邪俱往"的作用，治疗邪气停留于络脉的痹痛。长针能祛除"虚风内舍于骨解腰脊节腠之间"，治疗邪气深重的痹证。大针治疗水气停留关节而浮肿的疾患。吴崑说："九针主治，《灵枢》之训也。用之各尽其妙，古今何异焉。"他强调九针的广泛应用，对推广发扬《内经》的针法起到很大作用。

8. 发挥《内经》针灸理论

吴崑在《内经》静志候气、因时因人、调治阴阳的针刺大法理论指导下，加以充实发挥，提出候气、见气、取气、置气、定气、还随补泻、母子补泻等148法。

（1）完善"静志候气"内涵

吴崑强调针刺必须候气。《针方六集·尊经集》指出："谨候气之所在而刺之，是谓逢时。病在阳分者，必候其气加在于阳分乃刺之；病在阴分者，必候其气加在阴分乃刺之。"说明应掌握病气在阴在阳的时机而进行针刺，这就是候气的关键，为了达到候气的针刺目的，还必须掌握"见气""取气"和"置气"之方法。"见气"是指"左手见气来至，乃纳针。针入，见气尽，乃出针"。"取气"是言"当补之时，从卫取气"。"置气"是谓"当泻之时，从营置气"。同时还应注意"定气"之法，即"乘车来的，卧而休之如食顷，乃刺之；步行而来，坐而休之如行十里顷，乃刺之；大惊大恐，必定其气，乃刺之"。要求无论病者乘车、步行或惊恐之时，必待其心平气和后，再进行针刺。不仅如此，吴崑还提出，应根据患者的形体气血盛衰、神气的状况而决定采用针刺补泻之法。当行针之后，针已得气，应守而勿失。这些论述就是吴崑所谓的"守形""守神""守机"之由。最后他明确告诫人们，不得气的后果是"十死不治"。可见他在"静志候气"方面对《内经》理论的发挥是很大的。

（2）发挥"因时因人"针刺内涵

在"因时因人"针法中，吴崑根据《灵枢·寒热病》篇所说的"春取络脉，夏取分腠，秋取气口，冬取经输"的论述，发挥为"春刺井者，邪在肝；夏刺荥者，邪在心；季夏刺俞者，邪在脾；秋刺经者，邪在肺；冬刺合者，邪在肾"。这样按照季节不同，针刺不同穴位，以达到治疗五脏疾病之目的，较之《内经》论述详细且实用，对于患者的体质不同，亦强调针刺深浅与穴位多少及留针久暂不同，如在《针方六集·尊经集》说："皮厚色黑者，深而留之，多益其数；皮薄色少者，浅而疾出其针。"

（3）"调治阴阳"的具体原则

在"调治阴阳"方面，吴崑认为应当"阴深阳浅""先阳后阴"。他还指出："病痛者阴也，痛而以手按之不碍者阴也，深刺之。病在上者阳也，痒者阳也，浅刺之。""病先起于阳后入于阴者，先取其阳，后取其阴。必审其气之浮沉而取之。"从而将调治阴阳之法，按其病位在阳在阴之不同，从针刺先后、深浅、次数多少加以区别，对临床实践有一定指导价值。

（4）贯通针刺补泻之法

在补泻针刺方法上，吴崑除肯定了《内经》的迎随补泻法和疾徐补泻法外，还提出"动伸推内补泻"法和"母子补泻"法。他指出："虚则补其母，实则泻其子。""动而伸之是谓泻，推而内之是谓补。"尤其在具体针刺手法上，吴崑更有独特发挥，在《针方六集·旁通集》中说："先须循摄孔穴，以左手大拇指爪甲，按而重切之，次以右手食指弹二、三十下，令穴间赤起，经所谓弹而怒之是也。次令咳嗽一声，以口内温针随咳而下，徐徐捻入，初至皮肤，名曰天才。少停进针，刺至肉分，名曰人才。又停进针，刺至筋骨之间，名曰地才。就当捻转，再停良久，退针至人才之分，待气沉紧，倒针朝病，进退往来，疾徐左右。"这是吴崑将补泻之法贯通于具体手法之中，至今仍有现实意义。

吴宓

后世影响

一、历代评价

后世对吴崑及其著作的评价，目前能见的文献，一是载于《脉语》的《鹤皋山人小传》以及《中国医籍考》中的《鹤皋山人传》，二是后世对其医籍进行的评价。

（一）后人对吴崑的评价

《鹤皋山人小传》（《鹤皋山人传》）："日夕取诸家言遍读之，不数稔术精而售，初游宛陵，后溯长江，历姑孰，抵和阳，所至声名籍籍，活人无论数计。每诊疾，金曰易平，山人曰此在死例，金曰难痊，山人曰此可生也。卒不逾山人所云。故人咸谓山人殆非人，必从长桑公得者。山人治病，不胶陈迹，人以禁方授之，拒弗受。曰：以古方治今病，虽出入而通其权。不然，是以结绳治季世也，去治远矣。"

（二）后世对吴崑著作评价

1. 对《素问吴注》的评价

（1）《素问灵枢类纂约注》："《吴注》间有阐发，补前注所未备，然多改经文，亦觉嫌于轻擅。"

（2）《素问吴注·程序》："尝考《内经》一书，注者十有余家，其中理解明晰者均难出于吴君鹤皋之右矣。吴君世本歙人，隐居不仕，其生平学问得力于《灵》《素》也最深，故其发为语言著作也，亦最精而且当。一音一义，莫不与经旨息息相通，所谓庖丁解牛，批大郤导大窾者，技盖已进乎道矣。"

（3）《安徽通志稿·艺文考》："中国一切学术皆原于道，《内经》乃纪黄帝、岐伯相问答之语，虽言医也，而道寓焉。吴注批郤导窾，深入显出，治《内经》者皆当读之。"

（4）《中国医籍提要·上册·黄帝内经素问吴注》："本书之注，多从临床实际来解释经文。吴氏此注，不单于理甚通，而且与实践相合，对临床有一定的参考价值……吴氏在本书中亦对《素问》进行了一些勘误。本书之中，在每篇之首均先简述本篇大意，使人开卷了然。同时，吴注文辞朴实，说话透彻。然而，吴氏对自己认为经文颠倒不顺之处，则擅自篡改，甚至改易《素问》中的篇名。"

（5）《中国医学史讲义》："《素问吴注》是《素问》注释学史上一部十分重要的承上启下的巨著，吴崑的注释，使《素问》经文之意得以大明，补全元起、王冰、林亿诸家注释之未备。"

2. 对《医方考》的评价

（1）《医方集解》："迄明，始有吴鹤皋集《医方考》，文义清疏，同人脍炙，是以梨枣再易，岂为空谷足音，故见之而易喜欤。"

（2）《医方集解》："《医方考》因病列方，词旨明爽，海内盛行……每证不过数方，嫌于方少，一方而二三见，又觉解多。如五积散、逍遥散皆未入选，不无阙略。"

（3）《日本访书志》："今观其所著，皆疏明古方之所以然，非有心得者不及，此信为医家之巨擘。"

（4）《中医文献辞典》："本书对后世影响较大，清汪昂仿吴氏遗意而扩充之，撰《医方集解》；清吴仪洛又取吴、汪所辑而增改之，为《成方切用》。杨守敬《日本访书志》盛推本书为'医家巨擘'。"

二、学派传承 🦤

　　吴崑最大的学术思想创新，在于对过去业已形成的方剂进行全方位的解释。吴崑在方剂注解方面虽然不是第一人，但是其继承前人的思想与做法，对其所收录的方剂进行全面的注解，形成了具有开创性的全面注解方剂的专著——《医方考》。注解方剂（也称方论）之举始于北宋庞安时的《伤寒总病论》中对半夏泻心汤和生姜泻心汤的方论，之后有朱肱、寇宗奭、许叔微等人的散在方论。金·成无己《伤寒明理论》中设方论专篇分析了《伤寒论》中 20 首方剂，从而开启了"方论"的先河。其后，张元素、李东垣、汪机也多有效仿，但尚未见有方论专著。自吴崑全面注解方剂，形成方解专著之后，后世汪昂、吴仪洛、罗美以及吴谦等继承吴崑这一做法，在撰著方书专著时，将著录方剂均进行了注解。全面注解方剂已蔚然成风。将方剂由个别到多数注解，再发展到全面注解的做法，在方剂发展史上是一种流派传承的形式，其中蕴含了医家们对方剂组成规律及治疗功效的理解，吴崑当是一位承前启后者。

三、后世发挥 🦤

（一）对《素问吴注》的发挥

　　吴崑《素问吴注》是继王冰对《黄帝内经素问》注解之后的又一部力作，后世如明代李中梓、张介宾，清代汪昂等对其思想成就多有继承与发挥。

　　万历三十七年（1609），《素问吴注》出版之后，有关此书的研究历史大致可分为明清时期、民国时期、1949 年以来 3 个阶段。

明清时期是《素问吴注》研究的初始阶段，这个时期的《素问吴注》研究处于起步阶段，仅有少数医家对《素问吴注》做出了只言片语式的评价。

《素问吴注》问世之后，第一位对《素问吴注》做出评价的人是李中梓。他在《医宗必读》卷之一《读内经论》条内说："粤考嗣系，如唐之巫咸，周之长桑，秦之和缓，宋之文挚，郑之扁鹊，汉之阳庆、仓公，俱从《内经》分其余绪。至于仲景遗论之撰，玄晏《甲乙》之次，杨上善撰为《太素》，全元起列为《训解》，唐宝应中太仆王冰详为次注，元之滑伯仁摘而为钞，近世马莳有《发微》，鹤皋有《吴注》，张介宾有《类经》，非不各有发明，但随文训释而阙疑者十之有五，淆讹者复不少，选其融洽淹通，如印印泥者，卒未之见也。"李中梓在上述文字中，将吴崑与张仲景、皇甫谧、杨上善、全元起、王冰、滑寿、马莳、张介宾等名家并列，实际上是给出了吴崑在《内经》研究史上的地位。同时李中梓也指出了吴崑等《内经》研究名家的通病：只知随文训释，而且随文训释的地方还有不少讹误；遇到疑难之处便不加训释，默而不言；没有一位医家能够给出完美的《内经》注解。

清代有多家《素问》注本，引用了吴崑的《素问吴注》，但鲜有人对此书做出评价。我们目前仅知有汪昂、浙江官医局、程梁 3 家对《素问吴注》做出了评价，其中汪昂的评价最有价值，浙江官医局及程梁两家的评价则稍觉空泛。

继李中梓之后，与吴崑同为徽州人的汪昂对《素问吴注》做出了公正的评价。汪昂撰有《素问灵枢类纂约注》，他在书前的"凡例"中批评王冰、马莳、吴崑、张志聪 4 家的《素问》注说："《素问》在唐有王启玄之注，为注释之开山，注内有补经文所未及者，可谓有功先圣，然年世久远，间有讹缺，风气未开，复有略而无注者。至明万历间，而有马玄台、吴鹤皋二注，事属再起，宜令经旨益明，而马注舛谬颇多，又有随文敷衍，有注犹之无注者，反訾王注，逢疑则默，亦不知量之过也。吴注间有阐发，补前注所未备，然多改经文，亦觉嫌于轻擅。余之所见者，三书而已。及书已成，复见张隐庵《素问集注》刻于康熙庚戌，皆其同人所注，尽屏旧文，多创臆解，恐亦以私意测度圣人者也。"玩味上述话语，我们觉得汪昂对王冰的注文评价较高，对吴崑的注文有褒有贬，对马莳、张志聪的注文评价较低，似乎汪昂以为吴崑的注解价值要超出马莳、张志聪，仅在王冰之下。

汪昂《素问灵枢类纂约注》引用了一些吴崑"补前注所未备"的地方。明引《素问吴注》的地方有数十处，还有一些地方是暗引，即引用了《素问吴注》中的内容，但未明确标明出自《素问吴注》。这些文字往往更能体现"补前注所未备"，更需要我们加以重视。如《灵兰秘典论》"三焦者，决渎之官，水道出焉"下的注文就是如此：

吴崑注："决，开也。渎，水道也。上焦不治，水溢高原；中焦不治，水停中脘；下焦不治，水蓄膀胱。故三焦气治，则为开决沟渎之官，水道无泛溢停畜之患矣。"

汪昂注："引导阴阳，开通秘塞。上焦不治，水溢高原；中焦不治，水停中脘；下焦不治，水蓄膀胱。腔内上中下空处为三焦，马氏乃分割右肾以为三焦，欠是。"

吴崑的注解，强调对上中下三焦水道分治，不仅发《内经》《难经》之所未发，而且为临床从肺、脾、肾三脏治水奠定了理论基础。正因为吴崑的理论见解比较高明，又密切联系临床实际，因此汪昂不仅在《素问灵枢类纂约注》中暗引了吴崑的注解，而且在他的《医方集解》中的麦门冬汤内亦暗引了吴崑的注解"上焦不治，水溢高原；中焦不治，水停中脘；下焦不治，水蓄膀胱"。这印证了汪昂所谓"吴注间有阐发，补前注所未备"，确实是由衷的评价，并非溢美之言。

汪昂在肯定吴崑注解的同时，还认为《素问吴注》"多改经文，亦觉嫌于轻擅"。汪昂的看法对不对呢，这要从具体的例证来分析。

《天元纪大论》"天有阴阳，地亦有阴阳"下，顾从德刊本《黄帝内经素问》有"木火土金水火，地之阴阳也，生长化收藏"16字。此16字与本篇内的上文"木火土金水，地之阴阳也，生长化收藏下应之"基本重复，因此吴崑曰："地亦有阴阳下，旧有'木火土金水火，地之阴阳也，生长化收藏'十六字，衍文也，僭去之。"吴崑之后，张介宾在《类经》卷二十九中，亦删去了上述16字，虽然张介宾没有说是依从吴崑而删，但至少可以看出他与吴崑同样认为上述16字为衍文。张介宾之后，清·张琦在他的《素问释义》亦删除了上述16字，并且出校语曰："十六字衍。"由此看来，吴崑删改《天元纪大论》中16字经文，至少得到了部分医家的赞同，不管后人赞成或不赞成吴崑删除《天元纪大论》中的16字经文的作法，但都得承认吴崑的删改，严格遵守了文献校勘规范，是无懈可击的。这样反观汪昂说吴崑"多改经文，亦觉嫌于轻擅"，就觉得有无的放矢之嫌了，但事情的曲直并非如此简单。我们阅读《素问吴注》全书，就会发现其中有许多未出校语而径改《素问》经文的地方。如对照顾从德刊本《黄帝内经素问》的《上古天真论》，就会得知吴崑径改了其中的两处文字。请看下表：

顾从德本文字	吴崑改动后的文字	资料来源
愚智贤不肖	智愚贤不肖	中医古籍出版社1988年版
发堕齿槁	发堕齿枯	《黄帝内经素问吴注评释》

吴崑这两处改动文字，均没有出校语，属于径改《素问》原文文字。两处的改动，与顾从德刊本相较，虽然在意思上没有实质性的出入，但却

违背了传承文献的根本性原则，即保存文献的本来面貌，不使文献失真。上述两处文字，"愚智贤不肖"，不见于汪昂的《素问灵枢类纂约注》。"发堕齿槁"见之于《素问灵枢类纂约注》卷下杂论第九中，汪昂没有擅改为"发堕齿枯"。这说明汪昂对吴崑多处擅改经文持否定态度，不以为然。

以己意擅改文献中的文字是明人的习气，并非吴崑一人而已。当然在明代亦有擅改经文较少的人，如张介宾在他的《类经》一卷中就没有将"愚智贤不肖"改为"智愚贤不肖"，也没有在《类经》三卷中将"发堕齿槁"改为"发堕齿枯"。逮及清代，学风变化，学者一般不再轻易擅改文献文字，所以才有汪昂批评吴崑"多改经文，亦觉嫌于轻擅"之语。我们虽然没有必要苛责吴崑擅改《素问》原文，但也必须认识到汪昂的批评是有道理的，是正确的。

清光绪年间，浙江官医局在张志聪所撰的《黄帝内经素问集注》正文前，添加了《凡例增补》一文。其中说道："《内经》惟医圣张仲景运用最熟，自隋唐杨氏、王氏至近世马氏、吴氏，注释几十余家，经旨反为所掩。但马氏于《内经》原文未尝割截，张隐庵照本录出，集诸及门一得之见，创为集注，实迫于不容已。汪切庵因其屏弃旧闻而疑之，误矣。"浙江官医局批评杨上善、王冰、马莳、吴崑等人的注解有喧宾夺主的通病，这些注家竭力突出自己的注解，因此反而埋没了《素问》的经文要旨。不仅如此，浙江官医局还认为杨上善、王冰、吴崑等人的注解还采用了随文夹注的方式，不免割裂经文，使经文支离破碎。

1899年，时为清光绪二十五年己亥，安徽绩溪人程梁重新刊刻了《素问吴注》，他本人在刻本前撰写了一篇序言，序言中说道："尝考《内经》一书，注者十有余家，其中理解明晰者均难出于吴君鹤皋之右矣。吴君世本歙人，隐居不仕，其生平学问得力于《灵》《素》也最深，故其发为语言著作也，亦最精而且当。一音一义，莫不与经旨息息相通，所谓庖丁解牛，

批大郤导大窾者，技盖已进乎道矣。"程梁对吴崑的注释十分推崇，因而说
了上述话语，今天看来，程梁的话语虽不无偏颇，但他强调《素问吴注》
与经旨息息相通，进入到形而上，即进乎道的境界，确对评价《素问吴注》
有某种启发意义。程梁对《素问吴注》的评价后人亦有响应。如民国年间
出版的《安徽通志稿・艺文考》即曰："中国一切学术皆原于道，《内经》乃
纪黄帝、岐伯相问答之语，虽言医也，而道寓焉。吴注批郤导窾，深入显
出，治《内经》者皆当读之。"

　　民国年间是《素问吴注》研究的第二个阶段。这个阶段最重要的研究
成果是《续修四库全书总目提要》（稿本）中的《黄帝内经素问》提要。

　　20 世纪 20～40 年代，由日本人出面，用庚子赔款，组织中国的优秀
学者，编成了《续修四库全书总目提要》（稿本），此书现存中国科学院国
家科学图书馆（原名中国科学院图书馆）。1996 年，齐鲁书社出版了《续修
四库全书总目提要》（稿本），书中第 10 册中有夏孙桐撰写的《黄帝内经素
问》提要。提要全文如下：

　　《黄帝内经素问》24 卷，明万历刊本，明吴崑撰。崑，字鹤皋，歙县
人。卷首有万历甲午自序，谓：全元起、王冰、林亿所训是经，庶几昧爽
之启明，故小明则彰，大明则隐，谓之揭日月而行未也，因释以一得之言，
署曰《内经吴注》。其注多因旧说，于其繁者，删就简括，于其简者，引而
申之。卷次一仍王冰之旧，而篇目间有改窜。《三部九候论》从全元起本改
作《决死生论》，犹有所据；《刺志论》改作《虚实要论》，《经络论》增"色
诊"二字，则出于自用。于经文亦间有以意增减字句。明人著述轻改古书，
往往如是。案：林亿等校正王冰本序云，正谬误者六千余字，原有前例可
援，崑于林氏所校之外，更有推广。《生气通天论》篇经文"因于寒，欲
如运枢，起居如惊，神气乃浮"一节，崑谓"因于寒"三字是错简，当在
下"体若燔炭，汗出而散"之上，详其文义，所说为长。《天元纪大论》篇
"君火以明，相火以位"二句，崑以其与上下文不合，改入《六微旨大论》

篇中，崐以甲篇之文入乙篇，不得谓错简矣。又《六微旨大论》^①篇"木火土金水火"句，以下"火"字为衍，则与《论》中火有君相之说相背；又以《论》中复言"木火土金水火，地之阴阳也，生长化收藏"十六字为衍文，径行删去，与王、林旧说皆显异，别无所据，未可为训也。《六元正纪大论》篇五运气行岁纪诸节，崐订其误，谓"诸言正化度，有言生数者，有言成数者，以理推之，言五运宜以甲丙戊庚壬阳年太过从成数，乙丁己辛癸阴年不及从生数。言上下之气化度，宜以正化从成数，对化从生数。如子午俱为少阴君火，午为正化，子为对化。其卯酉寅申巳亥辰戌皆准此。对司化令之虚，正司化令之实。正化从成数，对化从生数，惟土主长生，故无成数而常五也。《内经》历世久远，上言化度不无讹谬"云云，其说近是。然经义渊奥，包蕴无穷，难于执一而论，林氏于此诸节与他书不合者，但著其异文，而不加判定，意存审慎，如崐所订者，果否正确，亦未易言。明人注《素问》，马莳本最为流传，《四库提要》议其改王冰篇卷、于前人多所訾议为过，崐是书虽未尽纯，所失尚不致如马氏之甚。论病每就旧说有所阐明，是为可取耳。

　　《续修四库全书总目提要》（稿本）中的《黄帝内经素问》提要，首先肯定"其注多因旧说，于其繁者，删就简括，于其简者，引而申之"。既删繁就简，又阐隐述微，是一部内容丰富，深入浅出，条理清晰的书。其次是说明吴崐的注解既有醇美之处，也有瑕疵之处，启发读者应当辨其醇疵，取其醇而去其疵。再次是说《素问吴注》在校勘经文上不如林亿审慎，《素问吴注》的校勘质量不及林亿。最后，是评价《素问吴注》的学术成就，在马莳的《黄帝内经素问注证发微》之上。《续修四库全书总目提要》（稿本）对《素问吴注》的评价比较客观公正，充分显示了民国学者研究《素问吴注》的学术水平。

---

① 《六微旨大论》：当作《天元纪大论》。

　　1949 年以来至今，是《素问吴注》研究的第三个阶段。这个阶段又可分为前期与后期。前期从 1949 年起，至 1984 年止。由于在民国年间和 1949 年后相当长的时间内《素问吴注》没有再版，人们又难得一见明清两代出版的《素问吴注》，所以此期内对《素问吴注》的研究几乎是空白。后期从 1984 年山东科学技术出版社排印本《内经素问吴注》出版起，至现今为止。此期的《素问吴注》研究逐渐繁荣，成果不断。

　　1984 年 1 月，山东科学技术出版社出版了由山东中医学院中医文献研究室点校的《内经素问吴注》，此书的点校人为张灿玾、徐国仟、于振海、郭瑞华。《内经素问吴注》，是历史上第一个标点整理本。整理本采用现代标点，铅字排印，版面清晰，便于阅读。此书的整理者皆为对中医文献研究有素的人员，整理质量较高。《内经素问吴注》的出版，为后来的研究奠定了良好的文献基础。

　　随着《内经素问吴注》的出版，当年就由此产生了带动效应。1984 年 7 月，吉林人民出版社出版了《中国医籍提要》上册，其中有《黄帝内经素问吴注》提要。由于当年 1 月出版了《内经素问吴注》，因此书中的提要撰写得比较扎实。其中说道：

　　本书之注，多从临床实际来解释经文。如《素问·五脏生成》讨论五脏生死脉时说："诊病之始，五决为纪，欲知其始，先建其母。所谓五决者，五脉也。"对于此段经文中的"先建其母"的"母"，各《内经》注家有见仁见智之异。如王冰认为"母，谓应时之五气也"，张介宾则以为"母，病因也"，马莳则注为"母者，五脏相乘之母也，此正所谓病之始也"等，虽各有理由，然终难以令人信服。而吴崑则认为："母，应时胃气也。如春脉微弦、夏脉微钩、长夏脉微软、秋脉微毛、冬脉微石，谓之中和，而有胃气。土为万物之母，故谓之母也。若弦甚则知其病始于肝，钩甚则知其病始于心，软甚则知其病始于脾，毛甚则知其病始于肺，石甚则知其病始于肾。故曰：欲知其始，先建其母。"吴氏此注，不单于理甚通，而且与实践相合，对临床有一定的参考价值。

同时，吴氏在本书中亦对《素问》进行了一些勘误。如《素问·气穴论》曰："荣卫不行，必将为脓，内销骨髓，外破大䐃。"吴氏认为"大䐃"应为"大脽"之误，即为肌肉之突起处。考之《素问·皮部论》中的"热多则筋弛骨消，肉烁䐃破"，吴氏勘误甚确。

本书之中，在每篇之首均先简述本篇大意，使人开卷了然。同时，吴注文辞朴实，说话透彻。

然而，吴氏对自己认为经文颠倒不顺之处，则擅自纂改，甚至改易《素问》中的篇名。如他将《素问·刺志论》改成"虚实要论"；将"经络论"改成"经络色诊论"。如此改法，虽有一定道理，然究属于轻擅之举。

此则提要所述例证，以往多未述及，所述观点也比较平实。

继山东本《内经素问吴注》出版之后，又有一系列《素问吴注》的整理本出版。安徽科学技术出版社，于1995年出版了《新安医籍丛刊》的医经类分册，其中收有王键、李梢点校的《内经素问吴注》。中国中医药出版社于1999年出版了《明清名医全书大成》，其中的一种为郭君双主编的《吴崑医学全书》，内收宋咏梅校注的《素问吴注》。《吴崑医学全书》后，有郭君双撰写的论文《吴崑医学学术思想研究》及《吴崑医学研究论文题录》，这也是此书的一个特色。学苑出版社于2001年出版了《黄帝内经素问名家评注选刊》中的《黄帝内经素问吴注》，点校者为孙国中、方向红，此书的特点是附录较丰富，有校正举例、太极图、河图、洛书、太极生卦图、先天八卦图、后天八卦图、先天六十四卦圆图、后天六十四卦圆图，以及《安徽通志稿·艺文考》的吴注提要和《续修四库全书提要》的吴注提要。2012年，学苑出版社又出版了上书的修订版。除上述整理本外，还有《素问吴注》的胶卷本、影印本出品或出版。1992 年，北京的全国图书馆文献缩微中心，出品了吴崑的《黄帝内经素问注》缩微制品。1995 年，上海古籍出版社出版的《续修四库全书》子部第 980 册内收有影印天津图书馆藏明万历三十七年刻本《黄帝内经素问》。上述《素问吴注》的各类版本不断问世，给学者们的研究工作提供了极大的方便，与此相关的研究论文及专著也因此相继行世。

1987 年，《安徽中医学院学报》第 3 期上发表了李济仁、仝小林、胡剑北撰写的论文《吴崑和〈素问吴注〉》，这是 1949 年之后第一篇有关《素问吴注》的专题研究论文。文中从"阐轩岐之秘、发《素问》之隐微，正经注之纰缪、还经文之本意，摒玄虚之浮辞、切临床之实际"3 个方面，评价了《素问吴注》的学术价值。此篇论文又收入安徽科学技术出版社 1996 年出版的《济仁医录》、华夏出版社 1999 年出版的《大医精要：新安医学研究》中。再后来，又收入到其他数种书籍中。

1988 年 8 月，中医古籍出版社出版了刘之谦、王庆文、傅国志等编著的《黄帝内经素问吴注评释》一书。书中注释了《素问》经文中的疑难词语，并在各篇之末皆撰有"本篇大意"及"评"。"本篇大意"重在扼要介绍篇旨。"评"重在细述吴崑对《素问》经文的改动情况及吴崑的注解特色。《黄帝内经素问吴注评释》最富特色之处就是它的"评"，阅读后就能知道吴崑在《素问吴注》中改动了《素问》中的哪些经文，并且能够知道吴崑注解《素问》每篇经文的特点。现在我们照录《上古天真论》之末的"评"文全文，以见一斑：

（1）吴氏对经文的变动：一处在第二段，原文"愚智贤不肖，不惧于物，故合于道"，吴改为"智愚贤不肖，不惧于物，故合于道"，将"愚智"二字颠倒。愚智贤不肖是指 4 种人，即愚者，智者，贤者与不肖者。其中智者与愚者，贤者与不肖者都是相对而言，从排比顺序上看改之似有理，实则与原文本义并无出入。另一处在第三段，原文"五八，肾气衰，发堕齿槁"，吴改为"五八，肾气衰，发堕齿枯"，将"槁"改为"枯"，枯槁同义，从解释上看与原文亦无出入。

（2）注释特点：对"食饮有节，起居有常，不妄作劳"，注释各家不一，有的笼统而不确切，有的以经释经，如王冰注："食饮者，充虚之滋味，起居者，动止之纲纪，故修养者谨而行之。《痹论》曰：饮食自倍，肠胃乃伤。《生气通天论》曰：起居如惊，神气乃浮。是恶变动也。"而吴注则较确切、精辟。

1999年，郭君双在《吴崑医学全书》中，发表了她的论文《吴崑医学学术思想研究》，这是一篇高质量的学术综述，其中多有前人未发之论，是阅读《素问吴注》必须参考的文献。如在论述《素问吴注》对张介宾的影响时，就给出了许多新的材料和观点：

《素问吴注》是继马莳《素问注证发微》后，又一部全文注释《素问》的力作。由于其注释简明易懂，切合实用，观点新颖，对张介宾有一定影响。

《类经》卷三"膻中者，臣使之官，喜乐出焉"，张注："膻中在上焦，亦名气海，为宗气所积之处。主奉行君相之令，而布施气化，故云臣使之官。《行针》篇曰：多阳者多喜，多阴者多怒。膻中为二阳脏所居，故喜乐出焉。"此文明显系在吴注基础上更为完备的引述、发挥。又如《类经》卷二十七《至真要大论》"火淫于内，治以咸冷，佐以苦辛"，王冰本"咸"作"酸"，吴崑改为"咸"，张氏从此说，整理时是否采用《素问吴注》为底本，尚待进一步考察。《阴阳应象大论》"谷气通于脾"，吴注："山谷之气土气也，是为山岚瘴气，脾土其类也。"张注："山谷土气，脾为土脏，故相通。"互为注释发明。又如《至真要大论》"诸厥固泄，皆属于下"，张注："厥，逆也。厥有阴阳二证，阳衰于下则为寒厥，阴衰于下则为热厥。固，前后不通也。泄，二阴不固也，命门火衰则阳虚失禁，寒泄也。命门水衰则火迫注遗。""下，言肾气。盖肾居五脏之下，为水火阴阳之气，开窍二阴。"此段文字，可参见前文吴注〔（三）经世致用 3.《素问》"诸厥固泄，皆属于下"病机解〕，尽管张注阐释更为详尽，然其义终不出吴氏之旨。

进入本世纪以来，不断有《素问吴注》的研究论文出现，但未见有《素问吴注》的研究专著出版。

（二）对《医方考》的发挥

1. 编撰方论专著蔚然成风

自《医方考》方论专著问世以后，后人多采用吴崑的做法，其中代表者如罗美的《古今名医方论》、汪昂的《医方集解》、张璐的《千金方衍义》、王晋三的《绛雪园古方选注》、吴谦的《医宗金鉴·删补名医方论》、吴仪洛的《成方切用》、叶天士的《本事方释义》、费伯雄的《医方论》等等，全面多维方式注解方义已蔚然成风，为中医方剂学组方理论的发展产生了重要影响。汪昂所著《医方集解》收集正方附方共计800余首，其中引用吴崑《医方考》中方论原文的有"补火丸""葛根汤""六和汤""清脾饮""痛泻要方""升阳顺气汤""四物汤""抵当汤""十四味建中汤""小建中汤""大顺散""羌活胜湿汤""三黄泻心汤""白虎汤""升阳散火汤""泻黄散""二陈汤""三子养亲汤""桃花汤""化虫丸"等。每方必解，从证候、方药组成、用法、方解、附方加减以及有关诸方应用病原、脉候、脏腑、经络、药性、治法、历代名家论述以及己见等进行全方位的论述。除此之外，汪昂还开创了以方剂功效为门类的分类方法，一改过去包括吴崑《医方考》以病证为门类的分类方法，从而避免了一证方少、一方多证的弊端，此书较之吴氏方解更加丰富与完善，是对吴崑思想的重大发挥。罗美的《古今名医方论》以《伤寒论》方为主，兼收古今常用名方150余首，以柯韵伯方论为主，兼收其他方论计180余则，其中收录了吴崑《医方考》中关于"当归补血汤""二陈汤""清暑益气汤""升阳益胃汤""防风通圣散""藿香正气散"等方剂的方论原文。详论药物之性味功效，药物配伍规律，辨析诸方之异同，发前人之未发。吴仪洛《成方切用》共收载正附方剂 1102 首，每方均出方论，对方剂方药配伍规律，主治功效等做了解释，是一部继《医方考》之后又一部有影响的方论医著。吴谦的《删补名医方论》收载了清代以前常用方剂近 200 首，其中收录吴崑《医方考》中方剂方论原文的有"生脉饮""四君子汤""当归补血汤""当归六黄汤""升阳益胃汤""升阳散火汤""清暑益气汤""防风通圣散"等。每方必解，从方药配伍原则，主治功效等方面进行了解释。后世对所著录的方剂进行全面注解、从而形成方论专著的做法，无疑是继承了吴氏的观点和做法。

2. 对多维模式方论的影响

吴崑在《医方考》中，对方剂的释义，运用了"药性""药味""阴阳""表里""寒热""虚实""标本""经络""藏象""配伍"等医药理论，内容十分丰富，形成了多维方论模式，以丰富的医药理论知识对方剂进行全方位的解释，对后世方论著作的方论模式，产生了重要的影响。后世方论专著如《医方集解》《古今名医方论》《千金方衍义》《成方切用》《医宗金鉴·删补名医方论》等，均采用了多维模式对方剂进行诠释与注解，从而完善与发展了方剂学理论。

3. 对国外方书的影响

《医方考》对后世影响中，除了对本国医学影响之外，还有随着该书传入日本国，日本的学者对其学习研究与发挥的一面。日本学者北山友松在对《医方考》进行全面系统的研究后撰著了《医方考绳愆》一书。其在书中在对《医方考》的成就给予充分肯定的前提下，对方剂来源文献进行了考证，对《医方考》中方剂所述证候、主治、组成等内容依据原文献内容做了补充与完善。对方解中的不妥之处也做了必要的纠正、补充。还对吴崑疏于方剂服用方法之漏，依据古方进行补充，完善了该书不备。北山友松还结合日本人的体质特点对一些方剂做了新的注解。总之，《医方考绳愆》一书既是受《医方考》的影响，同时也是对《医方考》的学术思想与成就的又一次发展。

4. 首载方在后世的应用

《医方考》的一些首载之方，经过后世的传承与应用，直至现在，仍然在临床上发挥着重要的作用。

如以"六和汤"加减，治疗脾虚湿热型溃疡性结肠炎和慢性复发型溃疡性结肠炎等，均取得了较好的疗效。

"清气化痰丸"，后经清代汪昂《医方集解》收录得以广泛传播。目前临床上，以此方治疗哮喘病证和咳嗽，并根据辨证，采用异病同治原理，以此方治疗因痰热互结所致痞满、眩晕、癫证、失眠、胃脘痛等证。

以"知柏地黄丸"加减或配药，治疗更年期综合征、儿童性早熟、不孕不育、阳痿早泄、前列腺炎、虚火上炎之口腔溃烂等。

四、国外流传

吴崑的医籍曾经流传于日本和朝鲜，并有在当地经过重刻后又传入中国的版本。主要有以下几种交流形式：

（一）传入日本的吴崑医籍

1. 传入日本者

（1）《中国医籍考》中著录情况

目前可以确定的丹波元胤《中国医籍考》记载的，由中国流传至日本的吴崑医籍有：《素问注》（《素问吴注》）《脉语》《针方六集》《医方考》等

4种。《药纂》在《医籍考》中丹波氏注为"未见"。这说明吴崑现行的主要著作均流传至日本。

（2）《日藏汉籍善本书录》中著录情况

由中国学者严绍璗先生编撰的《日藏汉籍善本书录》中著录吴崑医籍传入日本的有：

《医方考》6卷、《脉语》2卷，明万历年间（1573～1620）刊本。

该书目中还载有一部署名吴崑的医籍——《名医方论》5卷，明·汪枡刊本。但吴氏所著著作中并没有此名者，恐为流传著录中张冠李戴之讹。

（3）《日本访书志》中著录情况

由杨守敬（惺吾）编撰的《日本访书志》中，著录吴崑有《医方考》6卷，为明万历十三年乙酉（1585）刊本。

2. 由日本学者重刻又反传回中国者

（1）《素问吴注》重刻本

①日本元禄六年癸酉（1693）书林吉村吉左卫门刻本。（《中国中医古籍总目》著录）

②日本宝永三年丙戌（1706）刻本。（《中国中医古籍总目》著录）

（2）《脉语》重刻绳愆本

该书在日本没有单独的重刻本，仅是在由北山友松编著的《医方考绳愆》（《中国中医古籍总目》）中，作为卷之七的《脉语绳愆》一卷而存在。《脉语绳愆》中刊出了《脉语》全文，然后逐条加以评说。我们还要特别提到的是，《脉语绳愆》卷首载有《鹤皋山人小传》，这是一篇相当重要的文献，但此传不见于我们所见国内的《医方考》与《脉语》的合刊本中。目前我们引用《鹤皋山人小传》，多从《中国医籍考》中转引。《中国医籍考》成于1831年，而《医方考绳愆》成于1697年，《中国医籍考》又把《鹤皋山人小传》改为《鹤皋山人传》，由此益知《鹤皋山人小传》的价值，也由此可以推断《医方考》的早期刊本必有《鹤皋山人小传》。

（3）《医方考》重刻本

①日本元和五年己未（1619）梅寿刻本。(《中国中医古籍总目》著录）

②日本宽永六年己巳（1629）刻本。(《中国中医古籍总目》著录）

③日本刻本。(《中国中医古籍总目》著录）

④日本庆安四年辛卯（1651）秋田屋平左卫门刻本（无附录）。(《中国中医古籍总目》《中国馆藏和刻本汉籍书目》均有著录）

⑤日本抄明万历本。(《中国中医古籍总目》《中国馆藏和刻本汉籍书目》均有著录）

⑥《医方考》还有一特殊的日本重刻本，是由日本学者北山友松于日本元禄十年丁丑（1697）编著的《医方考绳愆》（并同时附有《脉语绳愆》），这种不同于上述4种的本子，其全录《医方考》内容，在此基础上对书中优劣得失进行纠正，故而称为"绳愆"，是一部学习与研究《医方考》的重要参考书籍。

（4）《针方六集》重刻本

目前在国内目录中尚未见有著录由日本重刻的本子与反传回来者。

（二）传入朝鲜的吴崑医籍

吴崑医籍传入朝鲜者，《中国中医古籍总目》未著录。但是根据崔秀汉先生所著《朝鲜医籍通考》引日本学者三木荣《朝鲜医学史》，我们可以得知吴崑的《医方考》曾经在朝鲜与《脉语》合刊，存有朝鲜刊本。由此也可知，《医方考》与《脉语》曾由中国传至朝鲜。另外，尚有朝鲜学者黄度渊撰《医宗损益》（1868）12卷中，收录了《医方考》。

综上所述，吴崑的学术成就和学术特色，主要体现在以下3个方面：

吴崑撰成第一部方论性的专著——《医方考》。对540首方剂进行了逐一的方解，对后世方论性方书产生了直接的影响。书中还记载了先前医籍中没有著录的 91 首方剂，有些经过后人的转载与沿用，成为现代中医临床上的经典之方。

吴崑依据自己对《内经》的理解和临床经验，重新对《素问》81 篇进行了全文注释，包括注音、释词、释句，并校勘 200 多处，多有充分依据。其清新独特的注释风格，使得该书成为继北宋《新校正》之后影响较大的《素问》注本之一。

吴崑晚年时将毕生在针灸方面的研究心得，结合历代典籍论述，医家歌赋，写成《针方六集》。其主张针药并重，强调针药同理、针药兼施；提倡按五脏六腑十二经脉分别取五输穴（十二经脉的井、荥、输、经、合穴）的五门主治说；对徐凤的《针灸大全》中的《金针赋》内容进行了必要的修订，取其精华，修订其不足，完善了针刺手法及补泻观念；对《灵枢》九针内涵进行了临床实质的阐释；进一步以《内经》理论阐释临床针刺实践，在针刺补泻等方面寻求理论依据；推崇滑寿《标幽赋》中的"八穴八法"，并对其进行了合理的理论与临床意义的阐释。

其著作曾经传入日本与朝鲜，被翻刻重抄得以流传至今，也对当地医学产生过一定的影响。

吴崑

参考文献

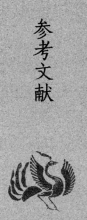

［1］明・吴崑注.黄帝内经［M］.1899 年程梁刊本.

［2］明・吴崑.医方考［M］//郭君双主编.吴崑医学全书,北京:中国中医药出版社,1999.

［3］明・吴崑.针方六集［M］//郭君双主编.吴崑医学全书,北京:中国中医药出版社,1999.

［4］清・罗美.古今名医方论［M］.清康熙十四年乙卯(1675)古怀堂刻本.

［5］四部备要:四书集注［M］.上海:中华书局,1927～1931.

［6］黄帝内经素问(影印顾从德刊本)［M］.北京:人民卫生出版社,1956.

［7］《中医大辞典》编辑委员会.中医大辞典・方剂分册［M］.人民卫生出版社,1981.

［8］清・程杏轩.医述［M］.合肥:安徽科学技术出版社,1983.

［9］中国医籍提要编写组.中国医籍提要(上册)［M］.长春:吉林人民出版社,1984.

［10］许济群.方剂学［M］.上海:上海科学技术出版社,1985.

［11］黎德靖编;王星贤点校.朱子语类［M］.北京:中华书局,1986.

［12］刘之谦.黄帝内经素问吴注评释［M］.北京:中医古籍出版社,1988.

［13］李济仁.新安名医考［M］.合肥:安徽科学技术出版社,1990.

［14］洪芳度.新安医学史略［M］.歙县:歙县卫生局、歙县中医医院,1990.

［15］吴正伦.明清中医珍善孤本精选十种:脉症治方［M］.上海:上海科

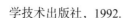

学技术出版社，1992.

［16］王宝平.中国馆藏和刻本汉籍书目［M］.杭州：杭州大学出版社，1995.

［17］徐春甫.诸证析疑［M］// 王乐匋，余瀛鳌主编.新安医籍丛刊（杂著类），合肥：安徽科学技术出版社，1995.

［18］（日）北山友松.医方考绳愆［M］.北京：中国科学技术出版社，1996.

［19］中国科学院图书馆整理.续修四库全书总目提要（稿本）第10册［M］.济南：齐鲁书社，1996.

［20］崔秀汉.朝鲜医籍通考［M］.北京：中国中医药出版社，1996.

［21］王洪图.内经讲义［M］.北京：人民卫生出版社，1997.

［22］张琦.素问释义［M］// 王洪图点校.黄帝内经注释丛书，北京：科学技术文献出版社，1998.

［23］清·汪昂.素问灵枢类纂约注［M］// 项长生主编.汪昂医学全书，北京：中国中医药出版社，1999.

［24］李锐清.日本见藏中国丛书目初编［M］.杭州：杭州大学出版社，1999.

［25］清·汪昂.医方集解［M］// 项长生主编，汪昂医学全书，北京：中国中医药出版社，1999.

［26］李志庸.张介宾医学全书［M］.北京：中国中医药出版社，1999.

［27］王乐匋.新安医籍考［M］.合肥：安徽科学技术出版社，1999.

［28］韩学杰.孙一奎医学全书［M］.北京：中国中医药出版社，1999.

［29］郑林.张志聪医学全书［M］.北京：中国中医药出版社，1999.

［30］包来发.李中梓医学全书［M］.北京：中国中医药出版社，1999.

［31］项长生.汪昂医学全书［M］，北京：中国中医药出版社，1999.

[32]余瀛鳌，李经纬.中医文献辞典［M］.北京：北京科学技术出版社，2000.

[33]段逸山.《素问》全元起本研究与辑复［M］.上海：上海科学技术出版社，2001.

[34]清·杨惺吾（守敬）.日本访书志［M］//续修四库全书，上海：上海古籍出版社，2002.

[35]明·马莳；孙国中，方向红点校.黄帝内经素问注证发微［M］.北京：学苑出版社，2003.

[36]清·吴正伦；腾鹰点校.珍本医籍丛刊：养生类要［M］.北京：中医古籍出版社，2004.

[37]唐·王冰；张登本，孙理军点校.王冰医学全书［M］.北京：中国中医药出版社，2006.

[38]宋乃光.刘完素医学全书［M］.北京：中国中医药出版社，2006.

[39]严绍璗.日藏汉籍善本书录［M］.北京：中华书局，2007.

[40]薛清录.中国中医古籍总目［M］.上海：上海辞书出版社，2007.

[41]吴之兴.徽州精粹——徽州区文化丛书：钟灵毓秀徽州区·徽州人物［M］.合肥：安徽人民出版社，2010.

[42]来雅庭.知柏地黄丸溯源考［J］.中医药信息，1990，1:37-38.

[43]史广宇，高希言.略论吴崑与《针方六集》［J］.针灸临床杂志，1993，9（5）：49-50.

[44]郭君双.吴崑生平著作考［J］.中医文献杂志，1994，4：9-10.

[45]李明权.知柏地黄丸源流考［J］.中医研究，1997，10（5）：56.

[46]张莉，姚素琴.新安名医吴崑家世考辨［J］.中华医史杂志，2000，30（3）：158-159.

[47]袁冰，朱建平.方论肇始考略［J］.中华医史杂志，2003,33（3）:152-154.

[48]方向明.《医方考》方剂学术思想探讨[J].安徽中医学院学报，2005，24（6）：10-12.

[49]袁宜勤，王泽涛.吴崑的针灸学术思想探析[J].中医文献杂志，2006，4：30-31.

[50]叶显纯.《医方考》剖析[J]，上海中医药杂志.2007，41（11）：54-58.

[51]王珏，张登本.吴崑的生平、著作及学术功底[J].山西中医学院学报，2008，9（1）：8-9.

[52]王珏.吴崑校注《素问》的社会因素[J].中医药通报，2008，7（1）：37-39.

[53]艾青华.《黄帝内经素问吴注》文献学价值研究[D].合肥：安徽中医学院，2009.

[54]倪诚.历代方论模式探究[J].陕西中医学院学报，2010，33（6）：26-27.

[55]王旭光，陆翔.吴崑著作版本考[J].中华医史杂志，2013，43（2）：114-117.

[56]王旭光，陆翔.《素问吴注》发微[J].安徽中医学院学报，2013，32（6）：17-19.

汉晋唐医家（6名）

张仲景　王叔和　皇甫谧　杨上善　孙思邈　王　冰

宋金元医家（18名）

钱　乙　成无己　许叔微　刘　昉　刘完素　张元素

陈无择　张子和　李东垣　陈自明　严用和　王好古

杨士瀛　罗天益　王　珪　危亦林　朱丹溪　滑　寿

明代医家（25名）

楼　英　戴思恭　王　履　刘　纯　虞　抟　王　纶

汪　机　马　莳　薛　己　万密斋　周慎斋　李时珍

徐春甫　李　梴　龚廷贤　杨继洲　孙一奎　缪希雍

王肯堂　武之望　吴　崑　陈实功　张景岳　吴有性

李中梓

清代医家（46名）

喻　昌　傅　山　汪　昂　张志聪　张　璐　陈士铎

冯兆张　薛　雪　程国彭　李用粹　叶天士　王维德

王清任　柯　琴　尤在泾　徐灵胎　何梦瑶　吴　澄

黄庭镜　黄元御　顾世澄　高士宗　沈金鳌　赵学敏

黄宫绣　郑梅涧　俞根初　陈修园　高秉钧　吴鞠通

林珮琴　章虚谷　邹　澍　王旭高　费伯雄　吴师机

王孟英　石寿棠　陆懋修　马培之　郑钦安　雷　丰

柳宝诒　张聿青　唐容川　周学海

民国医家（7名）

张锡纯　何廉臣　陈伯坛　丁甘仁　曹颖甫　张山雷

恽铁樵